诊断学临床见习指导

主编 张娟赢

编者 杨秀英　傅秀兰　胡梅洁　李　敏
　　　　宋永建　乙　芳　任　红

上海交通大学出版社

图书在版编目(CIP)数据

诊断学临床见习指导/ 张娟赢主编. —上海:上海交通大学
出版社,2008(2020 重印)

ISBN978-7-313-05285-8

Ⅰ. 诊...　Ⅱ. 张...　Ⅲ. 诊断学—医学院校—教学参考
资料　Ⅳ. R44

中国版本图书馆 CIP 数据核字(2008)第 114542 号

诊断学临床见习指导

张娟赢　主编

上海交通大学出版社出版发行

(上海市番禺路 951 号　邮政编码 200030)

电话:64071208

江苏凤凰数码印务有限公司印刷　全国新华书店经销

开本:787mm×960mm 1/16　印张:6.5　字数:116 千字

2008 年 10 月第 1 版　2020 年 8 月第 7 次印刷

ISBN 978-7-313-05285-8　定价:28.00 元

前　言

　　"诊断学"是医学生从基础课进入临床课学习的桥梁,它是医学生乃至住院医师所必须掌握的基本理论、基本知识和基本技能。为了理论联系实践,加强基本技能的训练,使体格检查的顺序和操作手法正确、规范,特此编写了这本《诊断学临床见习指导》,以供医学生见习、实习时用,也可作为临床各级医师带教时参考。

　　本临床见习指导是在原上海交通大学医学院附属瑞金临床医学院张娟赢等教授编写的《诊断学临床见习指导》的基础上,经修改、补充,并将所有插图重新绘制而成的。体检诊断、病史采集及书写是本书的主要内容。体格检查所采用的是通用的正规手法,相关医学术语力求与全国统编教材一致,病史按上海市医院住院病案撰写规则书写。关于心电图及超声诊断技术,书中亦作了必要的介绍。并附有复习思考题,以帮助学生对教科书内容的思考和理解。

　　"诊断学"这门课内容较多、实践性强,要学好和准确地掌握它不是件易事,因此这就要求医学生们必须刻苦地学习,临床见习前必须复习好相关的理论知识,见习时在老师指导下认真进行体检手法的操练,课后还必须反复进行实践操作,接触患者(询问病史或查看阳性体征)必须在老师带领下进行。学生们要牢记以患者为中心的思想,态度要和蔼,动作要轻柔,严格按照《诊断学临床见习指导》的操作规范进行。

　　本书中插图均由上海交通大学医学院电教主管技师陈亚苏绘制。

上海交通大学医学院瑞金临床医学院　张娟赢

2008 年 8 月

目 录

第一章　问　诊

问诊是医师通过对患者或患者的亲属进行系统询问而获取临床资料的一种诊疗方法。通过问诊可以了解患者疾病的发生、发展情况、诊治过程以及患者既往的健康状况和曾经患过的疾病,这一切对疾病的诊断具有重要意义。问诊包括以下内容。

问诊时应注意的事项有哪些(问诊方法与技巧)?问诊应包括哪些项目?

1. 一般项目

(1) 姓名、性别、年龄、民族(国籍)、籍贯、出生地、单位、职业(工种)、结婚(未、已)、户口/居住地址、病史叙述者。

(2) 患者入院时间(年、月、日、时)。

(3) 病史收集时间(年、月、日、时)。

(4) 病史叙述人及其可靠性(如系护送人,应说明与患者的关系)。

2. 主诉

以最简单扼要的方式记录患者最主要的症状和体征,以及症状出现的时间、性质、部位及程度等内容,用一两句话加以概括,一般不超过 20 字。

什么叫主诉?如何正确描述和记录?

3. 现病史

现病史是病史的主体部分,它记述患者患病的全过程,即疾病的发生、发展及演变过程。要按病征发生的先后顺序,用记史式的方式将现病的经过记录下来。应由入院前起病日开始,尽可能地让患者充分地陈述和强调他/她认为重要的情况和感受。在病史中,不但要记下阳性发现,凡阴性的症状和体征可以作为排除某种诊断参考的亦应记录下来。一般来说,现病史的描述应围绕主诉进行。采集现病史时可按以下的程序恰当地加以询问。

现病史主要内容包括哪些? 采集现病史时应注意哪几点?

（1）起病情况与患病时间：何地何时及何种情况下起病，发病形式是骤发的还是逐渐发生的。

（2）发病的原因与诱因：应尽可能地了解与本次发病有关的病因（外伤、感染等）或诱因（气候变化、环境、情绪变化、起居饮食失调等）。

（3）疾病的演变过程：进行性、间歇性、逐渐或突然加重，突然或逐渐减轻。

（4）症状的特点描述：每个症状应按其性质、程度、发生的时间及加重或减轻的时间、持续的时日，使症状加重或减轻的因素进行描述，包括与本病有鉴别意义的阴性症状。

（5）伴随症状：按时间详细记述，因为伴随症状常常是鉴别诊断的依据。

（6）疾病发生后的检查：经过何种检查及其结果。

（7）疾病发生后的处理：在何时、何地经过何种处理，用过何种药物及如何使用，用药后的情况（病情减轻、加重或无改变）。

（8）发病后精神、食欲、体重及大小便有无异常情况。

4．既往史

1）此次发病前，身体健康状况

2）既往曾患何种疾病

（1）对过去患有的疾病应注明患病日期、病情、诊疗及转归等情况。

（2）手术外伤史应注明病名、手术名称、手术的日期及预后情况。

（3）有过敏史者应尽可能写明致敏原（含药物）、发生时间、反应类型及程度。

（4）重要药物应用史应注明药物名称、剂量、具体日期及不良反应。

5．系统回顾

系统回顾应按撰写格式的顺序撰写，标题清楚，不可颠倒,每个系统回顾应围绕症候群询问,撰写时应先写阳性症状,后写阴性症状,凡患有某一疾病时应写明疾病的名称、确诊依据及日期。

（1）呼吸系统：咳嗽（性质、发生和加剧的时间、程度、频率与气候变化及体位改的关系）,咳痰（颜色、黏稠度、气味、量、分层情况）,咯血（性状、颜色和量）,呼吸困难（性质、程度和出现时间、诱发因素）,胸痛（部位、性质以及与呼吸、咳嗽、体位、活动的关系）,有无发冷、发热、盗汗、食欲不振等。

（2）循环系统：心悸（发生的时间与诱因）,心前区疼痛（性质、程度以及出现和持续时间、有无放射性疼痛、放射部位、诱因和缓解方法）,呼吸困难（诱因和程度、与体力活动和体位的关系）,有无水肿、尿少、腹腔积液、肝区疼痛、头晕、晕厥等。

（3）消化系统：呕吐（发生的时间、诱因、次数、呕吐物的内容物、量、颜色及气味）,呕血（量及颜色）,黑便和便血（性状及量）、腹痛（部位、程度、性质和持续时间,有无规律性,是否向其他部位放射、与饮食、气候及精神因素的关系,按压后疼痛减轻或加重）,腹泻（排便次数、粪便颜色、性状,有无脓血和黏液,量和气味,有无腹痛和里急后重感）;皮肤黏膜黄染（有无发热、尿色加深、皮肤抓痒、陶土色粪便、腹痛等）以及嗳气反酸、食欲、体力、体重的改变等。

（4）泌尿系统：有无排尿困难及尿频、尿急、尿痛,尿量（夜尿量）,尿色（洗肉水样或酱油色）,清浊度,有无尿潴留及尿失禁等,有无腹痛（部位、放射痛）,有无水肿、高血压等。

（5）血液系统：有无乏力、头晕、眼花、耳鸣、心悸、头痛、皮肤苍白、出血点、淤斑、血肿,有无肝、脾、淋巴结肿大及骨骼痛等。

（6）内分泌系统及代谢：有无畏寒、怕热、多汗、乏力、头痛、视力障碍、心悸、食欲异常、烦渴、多尿等,有无肌肉震颤及痉挛,性格、智力、体型、性器官的发育、骨骼、甲状腺、体重及毛发、皮肤的改变,有无产后出血。

（7）神经系统:头痛的部位、性质、时间,有无嗜睡、记忆力减退、意识障碍、晕厥、痉挛、瘫痪、视力障碍、感觉及运动异常、性格失常、感觉及定向的障碍。

（8）肌肉骨骼系统:有无肢体肌肉麻木、疼痛、痉挛、萎缩瘫痪等,有无关节肿痛、运动障碍、外伤、骨折、关节脱位、先天性缺陷等。

6．个人史

（1）出生地:居住处及居住时间(尤其是疫源地和地方病流行区)。

（2）劳动及日常生活:职业的性质及特征(注意职业性损害应包括劳动程序、生产中所使用的原料及周围环境)。

（3）习惯:有无烟、酒等嗜好,药物,睡眠时间,饮食(饮食的种类、进食的时间及规则与否,进食速度)等其他生活习惯(对每种习惯时应深入询问。例如患者叙述吸烟,则应问清每日吸几支,已吸若干月或年,空腹时是否吸,夜间时是否吸,吸后有无咳嗽、头晕或其他不适)。

（4）冶游史:有无不洁性交史,有否患过淋病性尿道炎、尖锐湿疣、下疳等。

7．婚姻史

结婚年龄,爱人及子女的健康情况,如有死亡者应询问死亡原因。结婚次数,以及爱人的健康情况等。

8．月经及生产史

应询问月经初潮,周期,行经天数,月经的量、色,有无痛经。记录方法如:$14\frac{3\sim4}{30}$中、无痛,表示14岁初潮,周期为30天,每次持续3~4天,量中等,无痛。此外,应询问有无月经不规则史,有无停经史,何时停经。按足月顺序、早产、流产、存活顺序记录生产情况。例如,2、1、1、1表示足月顺产2,早产,流产,存活各1。此外,还应询问有无产褥染、生产出血史及计划生育等情况。绝经时间、绝经后有无阴道流血等。

9. 家庭史

了解患者的祖先、父母兄弟姐妹以及亲属的健康状态、亲属死亡原因与死亡年龄。询问家庭中有无遗传性疾病以及与此有关的疾病,如结核、梅毒、精神病、新生物(肿瘤)、代谢疾病、内分泌疾病和高血压、冠心病等。

第二章　体格检查

第一节　基本检查法及全身体格检查的顺序

一、体格检查前的准备工作

1. 检查室

环境安静,光线充足。

检查用具:体检时需用的听诊器、叩诊锤(神经反射检查用)、卷尺、直尺、布方巾(检查女患者胸部时遮盖用)、手电筒、棉扦、血压机等应事先准备。特殊配备不在此例。

2. 在场人员

应有第三者在场,特别被检查者是女患者而进行检查的是男医师时,更需有一位第三者(护士、医师、家属皆可)在场。

二、表面解剖学

认识下列突出体表的骨骼及借之划分人体表面的各窝、区及线。

骨骼:

1. 锁骨

肋骨及肋弓、胸骨——柄、体、剑突,柄体连接处——路易氏角(Louis angle),脊柱棘突——第七颈椎,肩胛骨——肩胛棘、肩胛角,髂骨嵴,耻骨联合。

2. 窝及区

胸骨上窝(胸骨颈切迹)、锁骨上窝、腋窝、肋间隙、

肩胛间区、上腹部、脐部、下腹部、季肋部、腰部、髂窝部
（图 2-1(a)、(b)）。

3．垂直线

前正中线，胸骨线，左、右锁骨中线，左、右腋前线，
左、右腋中线，左、右腋后线，左、右肩胛下角线，后正中
线（图 2-1(c)）。

4．脐线、髂线

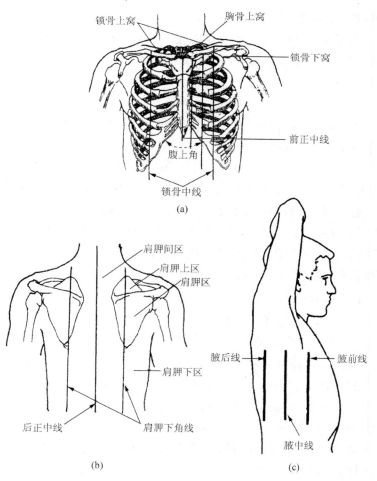

(a)

(b)   (c)

图 2-1　胸部体表标线与分区

（a）正面观　（b）背面观　（c）侧面观确定

腋前、中、后 3 线时被检查者上臂应外展，使上臂与躯干成 90°角

三、全身体格检查的顺序

1. 门诊患者

可先取坐位后取卧位。坐位检查项目及顺序：①生命体征及一般情况；②头面部；③颈部（包括颈部血管、气管、甲状腺、颈部淋巴结）；④胸部（包括前胸、背部胸廓外形、心脏、肺脏、腋部（包括腋下淋巴结））；⑤脊柱，腰部，此后患者取仰卧位检查；⑥腹部；⑦颈静脉有无怒张，肝颈回流是否阳性；⑧四肢；⑨神经系统；⑩外生殖器、肛门（必要时）。站立位检查项目：⑪步态；⑫昂白氏试验等。

2. 住院患者

先取卧后坐再站立。卧位检查项目及顺序：①生命体征，体温、脉搏（次/min）、呼吸（次/min）、血压及一般情况；②头面部；③颈部（包括颈部血管、气管）；④胸部（胸廓外形、心、肺及腋下淋巴结）；⑤腹部（腹部检查及腹股沟淋巴结）；⑥四肢及神经系统检查；⑦外生殖器、肛门（必要时）。坐位检查项目及顺序；⑧颈部（甲状腺、淋巴结），腋下淋巴结亦可在坐位时检查；⑨背部（皮肤、肺）、脊柱、腰部。站位检查项目及顺序：⑩步态；⑪昂白氏试验；⑫指鼻试验等。

3. 重症患者

全身体格检查均在卧位完成。检查项目及顺序：①生命体征，体温、脉搏（次/min）、呼吸（次/min）、血压、一般情况；②头面部；③颈部（包括颈部血管、甲状腺、气管、淋巴结）；④胸部（前胸、心、肺脏及腋下淋巴结）；⑤腹部（包括腹股沟淋巴结）；⑥四肢；⑦神经系统；⑧外生殖器、肛门（必要时）侧卧位检查；⑨背部（皮肤、肺）；⑩脊柱；⑪腰部。

说明：（1）病历中体格检查记录一般顺序是：生命体征、一般情况、皮肤、黏膜、淋巴结、头部、胸部、腹部等。必须注意传统的体检记录顺序与实际体检的操作顺序不一致的情况。

（2）按上述顺序检查时，都必须按其需要进行望、触、叩、听四诊检查。

（3）发现某一部位有异常或根据病史考虑属某系统时，该部位或该系统应列为重点检查项目，必要时须反复进行检查。

四、患者的一般检查

一般检查包括年龄、性别、身高、体重、体型、体温、脉搏、呼吸、血压、发育与营养、意识、面容与表情、姿势及步态、皮肤及淋巴结等。

"一般检查"应包括哪些项目？

体检时营养状况的良好、中等、不良是根据哪些方面来认定的？

1. 身高的测定

测定身高时必须绝对直立，脱去鞋子，后背必须将足跟、臀部、肩胛骨等三点紧靠在测量柱上。头部应保持在与外耳道的上缘与眼角位于同一水平。然后将身高计的规尺降移至头顶，而后记下身高计上的刻度。

2. 体重的测定

测量体重可使用一般的磅秤。应在早晨空腹、排尿及大便后测定，身上只允许穿内衣裤（测得的体重尚须减去衣服的平均重量）。

3. 体温的测定

取一体温计，在测量体温前充分振摇下甩其水银面，使之下降到最低处。如用腋窝测量，则将体温计的末端（水银球部）紧密地夹在腋窝内 10min，如用口部测量，将它放在舌下闭紧口 5min，如用肛门测量，将肛表放在肛门内 5min（三处所用的体温计形状略有不同，肛门用的体温计其末端为圆柱形，口用及腋窝用的体温计其末端皆为细长形，腋窝用的体温计其整个体积较口用体温计为大）。待测试时间到后取出体温表。观察体温计上水银柱上升的度数，测量体温时应注意下列各点：

如何正确测量体温（口测法、肛测法和腋测法）。

（1）测体温时，患者应保持安静，最好能卧床。

（2）测量前必须充分振摇体温计，使水银柱面降至最低处。

（3）体温计的附近勿放置热水袋等。

（4）重症或昏迷患者，在腋窝不能夹持、口唇不能紧闭时以用肛门内测量为妥。

（5）腋窝测量时，腋窝的皮肤应干燥。

五、体格检查的方法

（一）望诊

望诊的注意事项有哪些？

1. 望诊注意事项

（1）应有适当的照明（光线），以日光为理想。侧面来的光线可较清楚地看出搏动及某些器官的轮廓。

（2）望诊部位必须充分暴露。

（3）应按检查的顺序仔细地进行望诊。

（4）医师应站在患者的右侧，眼睛所处的水平根据检查的需要可时有改变，以获得最满意的望诊为原则。例如，看胸、腹壁搏动时须从侧面或由患者足端或头端看（患者卧位），眼睛处于与胸、腹壁同一水平。

试描述急性面容、慢性面容、贫血面貌、甲亢面容、甲减面容、二尖瓣面容、肢端肥大症面容、伤寒面容、面具面容、病危面容、苦笑面容的特点。

试述发绀、黄疸、色素沉着、斑疹、丘疹、荨麻疹、出血点、紫癜、淤斑、蜘蛛痣的皮肤表现特点。

何为强迫体位？常见的强迫体位有哪些？见于哪些情况？

2. 一般望诊

（1）患者意识和面容：指出有无意识不清、呆木、昏睡或昏迷。患者的神情（淡漠、激动、沮丧）；患者的个性（沉着、冷静、缓慢、急躁）以及有无病态的面容。

（2）患者的体位：自动体位、被动体位或强迫体位。

（3）发育与营养状态：观察颜面及皮下脂肪的多少，肌肉坚实或松弛，营养良好、中等、不良或肥胖。

（4）皮肤和黏膜：注意皮肤弹性、温度和出汗，颜色（苍白、潮红、青紫、黄染、色素沉着），皮疹（淤点、紫癜、淤斑、血肿、脱屑、斑痕、溃疡、斑疹、斑丘疹、丘疹、荨麻疹、玫瑰疹），毛发（脱发、毛发缺乏、分布情况），黏膜的色泽、出血点、糜烂、溃疡等。

（二）触诊

触诊是指接触人体得到的感觉。触诊主要以手指进行,手掌及手腕协助及合作。应注意某器官或组织的位置、大小、境界、外形、表面性质、有无压痛,与周围组织的关系,密度或硬度,搏动性或移动性。触诊也被用来检查脉搏及心脏的搏动,皮肤的弹性、湿润度、水肿及判定身体的局部敏感性和痛觉。

1. 触诊注意事项

进行触诊时必须注意的事项有哪些?

(1) 患者的体位:患者的体位应处于医师的触诊易于触到被检查的脏器的位置,按检查目的的不同,体位也随之而异。根据需要,可采取仰卧位、侧卧位、坐位、直立位或膝肘位(即胸膝位)等。为了减少肌肉的紧张以利检查,可嘱患者改变肢体的姿态。例如,取仰卧位触诊腹部时,头部用枕头略垫高,髋及膝关节略屈曲,两腿略分开;又如侧卧位检查时,两腿稍弯曲。

(2) 医师的位置:患者在卧位时,医师一般是立在或坐在病床右侧,不可坐在患者床上进行胸部及腹部触诊。如病床右面地方狭窄或其他情况以致在右面检查不方便或触诊结果难以满意时,改为立或坐在病床旁左面。患者取坐位或立位时,医师应立在患者的前面及后面。在多数场合下,触诊时医师面向患者,这样医师便于观察患者的面部在进行检查时有无疼痛或其他不适的表情。患者取卧位时,医师的前臂处于与患者的胸壁或腹壁的同一水平的位置最为便利。进行皮肤、淋巴结、骨骼、肌肉、颈部及甲状腺触诊时,医师的位置应按需要而改变,以获得最满意的触诊结果为原则。

(3) 操作原则:①医师应将指甲剪短,以温暖的手,谨慎而灵活地进行触诊,要由浅而深,由轻而重,避免突然和过重的按压。②进行触诊时,如皮肤和肌肉松弛不够满意,可通过与患者谈话以转移他的注意力,以减轻皮肤和肌肉的紧张。③腹部触诊时,请患者两膝屈曲并嘱患者用口作均匀的腹式呼吸。这样可使腹肌更为松弛,在呼气的一瞬间,触诊的手易于深入,可利用连续数次呼气期间,将触诊的手逐步地深入,直至触到随呼吸而移动的内脏。④触诊一般应该从健康的部位开始，逐渐移向病变区域，并将患部与健康部作对比（比较触诊）。

2. 触诊的方法

（1）浅部触诊法：用平放而几乎不加压力的右手手指掌面及手掌以滑动动作轻轻抚摸（同时要运用腕部）来试探所要检查的部位有无疼痛、抵抗或包块，它是深部触诊的先行步骤，这种触诊法主要用于皮肤、胸部、腹部（图 2-2、图 2-3）和关节的检查。

试述触诊的几种方法及各种方法的操作手法。

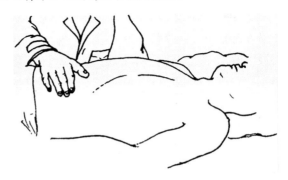

图 2-2　正确的腹部单手触诊法

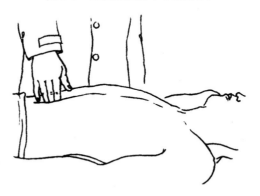

图 2-3　不正确的腹部单手触诊法

（2）深部触诊法：在行浅部触诊后，检查的手即渐渐用力量来触摸深部。如觉得一个手的力量不够，可将另一手的手指放在触诊的手的背面，两手同时用来增加压力。深部触诊法可更详细而精确地确定病变的部位和性质。

深部触诊法,按其目的不同,又有几种特殊的手法:①插入触诊法。以一个手指或两个手指(食指或中指)垂直地逐渐用力深入触摸某一部位,用以探查及确定压痛点,主要是腹腔的压痛点。②深部滑行触诊法。这种触诊法主要用于腹部触诊。在呼气时肌层开始松弛之时,将弯曲的几个手指(食指、中指及无名指)的末端渐向腹腔后壁压迫深部的脏器或组织。在达到足够深度时,用触诊的手和腹部皮肤一起在被触的脏器长轴上进行横轴方向的滑动,再在以后的呼气中的顺序接触整个被检查的脏器。③双手触诊法,又称双手远距触诊法。以两手进行触诊。用一手(通常是左手)把被检查的部分和脏器推向触诊的手(通常是右手)。用于检查子宫、肾脏、腹腔肿瘤等。④冲击(或称浮沉)触诊法。用三四个手指靠拢而伸直的手指几乎垂直地(注意仍应该使指尖的掌面能触及腹壁)放在腹壁适当的部位,手指突然压下,进行急而有力的冲击,然后手指立即略退缩,但不离开腹壁。可连续冲击几次。腹腔大量积液时,用冲击触诊法对肿大的肝、脾或肿瘤等较易触及。

[注] 有人将浅部触诊的两手平行在浅部抚摸的方法称为"双手平行触诊法",深部触诊法时将一手放在另一手加压的方法称为"双手重叠触诊法",本节所述的双手触诊法又称为"双手远距触诊法"。但习惯上,"双手触诊法"是指本节所述的方法。如欲称前两类方法为双手触诊法,必须用其全称,即分别称为"双手平行触诊法",不可单称为"双手触诊法",以免与本节所述的方法混淆。

3. 有关某些器官及体征的望诊或触诊的检查方法

(1) 皮疹:望诊发现皮疹后,用食指或中指进行触诊。注意有无隆起,将检查指移向疹子周围,压迫皮肤,疹子颜色变淡,或变为正常皮色(如有改变,将手指抬离皮肤后,即恢复原状)称为充血。如压迫皮肤,疹子颜色无改变则称为出血疹。

（2）水肿：用一个手指压迫皮肤约数秒钟，压后如皮肤上遗留凹潭，且持续数秒钟以上则有水肿（图2-4）。压迫某一骨面的坚实组织方易于发现，例如压迫胫骨面。

（3）淋巴结：常规检查耳前、耳后、颈部（颈前、颈后）、颌下、锁骨上、滑车上、腋下及腹股沟及腘窝部的淋巴，必要时检查其他部位的淋巴结。①颈部淋巴结。应系统性进行检查。在每一区域——进行望诊及触诊，要两侧进行对比。颈部淋巴结检查应包括颈前三角区及颈后三角区，以胸锁乳突肌为界分为颈前（包括颌下及颏下区）、颈后三角区，乳突区，枕骨下区及锁骨上窝。患者在卧位时，医师站在患者右面进行触诊。患者取坐位或立位时，医师在患者的后面进行检查为最佳。检查的手及手指应该用一定的力量，但不宜过分僵硬。除锁骨上区外，都用右手靠拢的四个手指扪触患者左侧，用左手扪触患者的右侧。亦可先扪一侧，再扪另一侧。如对检查结果有疑问，再两侧同时进行触诊，以便比较。仍有疑问时，再可用食指及中指更局限地对某区扪触以获得较明确的印象。检查锁骨上区时，用右手中指及食指扪触两侧锁骨上窝。②腋下淋巴结。医师面对患者。患者取卧位时，上臂及前臂放在床上，稍向外展，前臂略屈曲，医师用右手检查患者左腋下。左手检查患者右腋下。患者取坐位时，臂部向外展开纳45°，左前臂放在医师的左前臂上，医师左手将它握住，右手进行检查；右前臂放在医师的右前臂上，医师右手握之，左手进行检查（图2-5）。如医师觉得某一侧手不够灵敏则可用另一侧手检查患者两侧。检查的手四指并拢，稍弯曲，插入患者的腋下，越深越好。手指接触胸壁，沿胸壁表面向下移动进行触诊。滑车上淋巴结的检查方法同腋下淋巴结检查。③腹股沟、腘窝淋巴结。手法与检查颈部淋巴结相同。

（三）叩诊

叩诊主要借叩打人体所发出的声音及叩打时所遇

到的力的程度来确定内脏的情况。

1. 叩诊注意事项

（1）叩诊时，环境要安静，患者的体位要舒适。

（2）医师的位置也要舒适方便，以免因疲劳而影响叩诊。一般采取与触诊时相同的位置。

水肿分度的标准。

掌握耳前、耳后、乳突区、枕骨下区、颈前及颈后三角、锁骨上窝、腋窝、滑车上、腹股沟、腘窝淋巴结群的部位及其检查手法。

体检发现淋巴结肿大应注意检查哪几点？

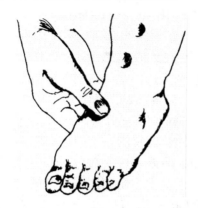

图 2-4　小腿及足部的凹陷性水肿触诊方法

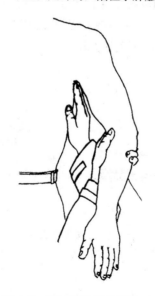

图 2-5　腋下淋巴结触诊方法

（3）叩诊时要以均等的力量连续叩击几次，以积累听觉印象。

（4）叩诊的力量不可过重，因为轻叩产生的弱音轻微差异较强音更易被人耳察觉。除故意检查有无叩击痛外均应轻叩以避免因叩诊而引起患者疼痛。

2. 叩诊的方法

（1）直接叩诊法：以2～3个靠拢而半屈的手指（通常用右手）直接轻击要检查的部位。

（2）间接叩诊法：叩诊指不直接叩击被检查的部位。用另一手指安放在检查部位作为垫褥，以叩诊指叩击之（指指叩诊法图2-7）。具体的方法是：①一手的中指（通常用左手）紧贴被叩部位（左手中指的第二、三指骨应紧贴检查部位，第一指骨靠近第二指骨的一段也要如此，它离第二指骨远的一段和手掌不要接触病人皮肤），余四指应略抬高，不接触体表，以避免干扰叩诊引起的振动。②另一手（通常用右手）的中指作为叩诊指时须弯曲，它的末一指节要呈垂直位（图2-6）。用叩诊指叩打左手中指的第二指骨远端处。这种叩打应该较快的、垂直的（图2-7、8）有跳跃性的叩打，叩后手指即迅速离开。每次叩打所用力量应均等，并须叩打在左手中指的同一点上。

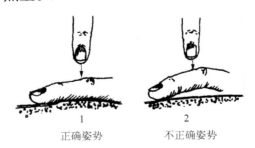

1　　　　　　　　　　2
正确姿势　　　　　不正确姿势

图2-6　手指放在体表的姿势

（3）按叩诊的轻重，叩诊可分为：① 重（强）叩诊法（深部叩诊法）需用较大的力叩击。适用于检查面积较大、处于深部的大病灶。② 轻（弱）叩诊法（浅部叩诊法）用小力叩击，适用于范围较小、位置较浅的病灶，或被叩部位距含气脏器较近时。③ 阈界叩诊法（最轻/弱

正确的指指叩诊手法应如何操作？

16

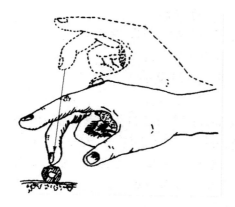

图 2-7　指指叩诊法

叩诊法)(图 2-9)左手中指的第一指骨据水平位,第二、三指骨与之垂直,指尖紧贴被叩部。用叩诊指轻轻叩打左中指的第一指骨。多用于叩诊心界及肺尖。

　　(4)进行叩诊时需注意以下几点:① 叩击指运用腕部的力量(图 2-8),不可用肘部。腕部保持松弛,便能运用自如。② 在任何部位叩诊,通常皆叩击两、三次后,再移往他处,以积累听觉印象。③ 叩击所需用的力量取决于所需叩诊的脏器的性质及体壁的厚度。例如,叩一个肌肉发达患者的背部,因该处肌肉极厚,故必须用力叩击才能引出肺部的声音,而由于前胸及腋部肌肉较薄,故较轻地叩打即可。

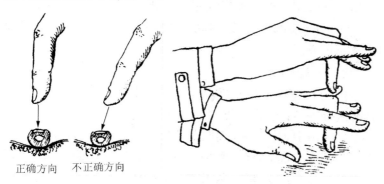

正确方向　　不正确方向

图 2-8　叩诊时手指的方向　　　图 2-9　最轻阈界叩诊法

试述清音、鼓音、过清音、浊音、实音的叩诊音特点及其产生机制。

3. 叩诊音的辨别

（1）清音：正常肺部叩诊音。

（2）浊音：例如，心浊音、肝浊音。

（3）实音：亦称重浊音或绝对浊音。例如，叩打厚层肌肉所得的音。

（4）鼓音：即胃肠音，叩打空腔器官所得的音，此时垫褥手指施及被叩部的压力须较少，叩诊指轻叩。

[注] 惯用左手做事的医师，可用右手中指紧贴被叩部位，左手中指作为叩诊指。

（四）听诊

听诊时必须注意的事项有哪些？

听诊是指检查者用耳聆听被检查者体内发出的由生理的或病理的情况所产生的声音。

1. 听诊的注意事项

（1）听诊场所须安静，室内必须温暖。

（2）患者采取舒适的体位，使全身肌肉呈松弛状态。暴露被检查的部位。胸部毛过多的患者最好在毛上涂些油质或肥皂以免听诊时与肺脏病理性声音（捻发音）相混淆。

（3）医师用两手指将听诊器的胸件紧贴固定在听诊的部位，不可用力过度以致患者感到疼痛。

（4）听诊时须注意听得的声音确实来自患者体内，而非外来的由衣服摩擦或患者发抖所引发的声音。

（5）听某部或某脏器时须集中注意力听，并应连续听若干时间。

2. 听诊的方法

（1）直接听诊法：以耳直接贴附于听诊部位。在紧急情况下一时无听诊器时可采用。

（2）间接听诊法：用听诊器进行听诊。现多数用软质听诊器。软质听诊器的耳件应恰适合检查者的外耳者，不可太松或太紧。橡皮管间不得互相摩擦。橡皮管不要太长。膜型（又称鼓型）胸件的薄膜不可缺损或破裂。心脏听诊应备有膜型及钟型两钟胸件。

第二节　头面部检查

一、头颅检查

查看头颅的大小形状和有无尖、方、畸形等异常改变，不自主运动，囟门（小儿），头发分布情况，头皮颜色、头皮屑、头癣、外伤、血肿及瘢痕等。

二、颜面部及其器官检查

（一）面部

主要检查面部的颜色、形状和对称程度。

（二）眼

主要检查以下项目

（1）眼眉：有无缺损，或过于稀疏。

（2）眼睑：有无睑内翻、上睑下垂、眼睑闭合障碍及眼睑水肿。

（3）眼球：有无突出、凹陷、斜视、震颤和运动障碍。

（4）结膜：查看颜色、查看有无充血、淤点、色素沉着、分泌物、沙眼和翼状胬肉。

（5）巩膜：查看颜色，查看有无睑裂、黄斑。

（6）角膜：查看透明度，查看有无云翳、溃疡、白斑和新生血管。

（7）瞳孔：查看大小、两侧相等性，查看有无对光反射、调节反射和辐辏反射。查看晶体透明度。

1．结膜检查法

（1）下睑：患者面向光源（日光或灯光）。医师用一手的拇指向下按捺下睑边缘，同时嘱患者向上看，即可显示睑结膜。如无适当光源，可用右手持电筒，左手拇指操作。

（2）上睑：患者面向光源。医师用一手的拇指及食指（横放）轻轻捏住上睑，略予提起，同时将食指的外缘在睑板上轻施压力,一面嘱患者向下看,拇指迅速将上睑结合膜向上翻转,检查完毕后,嘱患者向上看,手指移开,眼睑即复位,用右手翻患者左上眼睑,左手翻右上眼睑。

[注] (1)如上述方法失败,可加用另一手的食指,将它横放在睑板上略施压力,原已捏住眼睑的手便易于将眼睑向上翻转。

(2)要检查结膜上穹窿,须进一步用下述手法进行检查:假设上眼睑是由右手拇指及食指转的,现以左手拇指按住翻转的眼睑中部的边缘,换出右手。乃用右手拇指按眼睑的中部,稳力向后推压,同时左手拇指也将眼睑向后压。患者眼始终向下看,此时上穹窿便会突然向前突出。

2. 巩膜检查法

拇指按住上睑,让患者向下看或按住下睑而让患者向上看,便可显露巩膜。应在天然光线(日光)下看巩膜颜色。

3. 对光反射

检查对光反射时应注意的事项是什么?

对光反射可表现为灵敏、迟钝或消失。在较暗处让患者向前看,以电筒光线自外侧迅速内移射在瞳孔上,观察瞳孔大小的改变,两侧应分别检查。在检查一侧时,医师用手掌遮住患者另一侧眼睛。

4. 调节反射

调节反射可表现为反应灵敏、迟钝或消失。嘱患者凝视1m以外的医师的手或其他目标物,将目标物由远移近,至20cm左右,观察两侧瞳孔是否缩小,应检查两侧。在检查一侧瞳孔时,医师用手掌遮住未检查的眼睛。

5. 辐辏反射

辐辏反射可表现为反应灵敏或迟钝。医师用一手指放在患者双目等距较远地方,指尖应与眼球处在同一水平。嘱患者凝视指尖,渐将手指由远移近,注意两眼辐辏的程度。

（三）耳

耳的检查项目包括：听力，耳郭外形，有无耳郭牵拉痛，外耳道有无分泌物，乳突有无红肿及压痛，必要时用耳镜检查耳膜。

（四）鼻

鼻的检查项目包括：外形，鼻腔有无堵塞及分泌物，中隔弯曲穿孔，鼻黏膜有无肿胀，有无鼻翼煽动。鼻旁窦（上颌窦、额窦、筛窦）有无压痛。

试述各鼻旁窦体表压痛的部位。

（五）口

口检查须留意口呼吸气味。主要检查项目包括：

（1）唇：检查看颜色，查看有无疱疹、干裂和糜烂。

（2）齿：查看有无缺齿、义齿和龋齿。

（3）齿龈：查看有无红肿、溢脓、流血和铅线色素沉着。

试述舌的感觉、活动和形态的变化及其临床意义。

（4）舌：查看舌苔、颜色、乳头，查看有无偏歪震颤。

（5）颊黏膜：查看有无溃疡、出疹。

（6）扁桃腺：查看大小、查看有无充血、渗出物。

试述扁桃体肿大的分度标准。

（7）咽：查看颜色，查看有无渗出物、溃疡或新生物。

第三节　颈部检查

一、颈部的活动及强直检查法

（1）自动活动度：嘱患者自己将颈部尽量向前屈曲，使其下颌接触胸壁，这时口须闭住；再嘱患者将颈部向后屈曲及左右转动，注意颈部的活动范围。

（2）被动活动度：患者仰卧，不用枕头，两下肢伸直。医师用一手放在患者枕部，将头轻轻托起，将头向前、后屈曲及向左、右转动。注意活动的范围，查看有无抵抗感（注意程度）及腿部是否出现屈曲。

检查气管的手法有几种？有哪些常见疾病可导致气管偏移？

[注]　如怀疑患者有严重的脊柱损伤,对患者进行被动活动度时必须谨慎,过分剧烈操作可导致骨折或脱位以致损及脊髓。

二、气管位置

用右手中指及食指插到胸骨上窝,气管正中者必须位于两指之间,否则就说明气管向左或向右移位。

[注]　用上法难以十分肯定气管是否处于对称位时,可考虑用另一种方法。即:将右手中指放在胸骨柄上窝中央,食指及无名指分别放在左、右胸锁关节上,将中指慢慢接触气管,注意它是否在正中或偏向食指或无名指。

三、甲状腺检查法

(1)望诊:嘱患者将头部过度伸屈,使颏抬高,作一次吞咽动作,医师面对患者可见到随吞咽上下移动肿大的甲状腺。

(2)触诊:①患者取坐位。除患者病情严重而坐起有困难者外,一般应嘱患者取坐位进行触诊。医师应站在患者后面,将两手放在患者甲状腺部位的两侧,进行触诊时手指要并拢。如甲状腺肿大,这样可触及甲状腺的侧叶及峡部,继而嘱患者做吞咽动作(或连续吞咽几次)并进行按触,注意有无随吞咽上下移动的块物(甲状腺随吞咽而上下移动,其他颈部肿瘤或不正常块物则不随吞咽而上下移动)(图2-10)如欲更明确甲状腺某一侧叶情况,可用一手将对侧叶的甲状腺推向中线,被检查的甲状腺一侧叶便被移向外侧,利于另一手(检查的手)进行触诊。②患者取卧位。医师站在患者右侧。检查甲状腺左侧时用左手拇指放在甲状腺右侧叶的部位,轻轻向左推,右手并拢的四手指放在左侧叶部位进行触摸,检查右侧叶时,操作手法反之。

试述甲状腺的触诊手法。

甲状腺肿大如何分度?

在静息状态如见到颈动脉明显搏动多见于哪些疾病?

(3)听诊:听诊器放在肿大的甲状腺的各部分,细

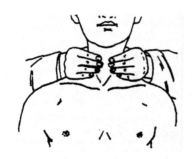

图 2-10　甲状腺触诊

听有无杂音（血管音）。

四、颈静脉怒张

正常人坐位或立位时颈外静脉不显露，平卧时稍见充盈，充盈水平仅限于锁骨上缘至下颌角距离的下 2/3 处。因此检查颈静脉怒张时，患者应采取斜靠在床上，其上身与床面须成 45°角。

何为颈静脉怒张？应如何检查？

第四节　胸部检查

一、胸部检查的注意事项

（1）按望、触、叩、听次序进行检查。

（2）先在前胸进行肺脏和心脏的望、触、叩、听诊检查，此后再检查背部。

试述与胸部体检有关的体表标志。

（3）患者位置：检查胸部（包括肺部及心脏检查时的位置）时患者可取卧位。医师站在患者右侧。充分暴露胸部。对女患者应该用布方巾或汗衫围在胸部，遮盖乳房，检查时尽量避免直接用手接触乳房，患者两手放在床上，胸部肌肉要松弛，呼吸要均匀。检查腋部时，嘱患者将该侧手臂举起。当患者坐起后检查背部时，嘱患者头向前屈曲，身体稍向前弯，两手放在两膝部或交叉抱住两肘（不可交叉抱两肩）上衣脱下反穿以暴露背部。

23

[注]　（1）检查胸前部时亦可取坐位。医师一般应面对患者站立。

　　（2）患者病情较重时，检查背部时可取俯卧位（面向下）或取侧卧位，这时只能先查一侧，然后再查另一侧，比较两侧叩诊及听诊的结果。

二、胸部体表标志及分区

　　为了便于叙述和记录胸部的症状和体征，除了骨骼标志（如胸骨柄、胸骨体、剑突、肩胛骨等）外，在胸壁上还人为地规定一些线条和标志。常用的有：

　　（一）前胸壁上的标志（图 2-11）

　　（1）前正中线：为通过胸骨中央的垂直线。

　　（2）锁骨中线：自锁骨中点向下的直线与前正中线平行。

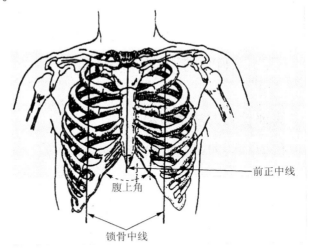

图 2-11　前胸壁的标志

　　（二）左侧胸壁上的标志（图 2-12）

　　（1）腋前线：为通过腋窝前皱襞所作的垂直线。

　　（2）腋后线：为通过腋窝后皱襞所作的垂直线。

　　（3）腋中线：在腋前线与腋后线的中央的垂直线。

　　（三）后胸壁上的标志（图 2-13）

　　（1）后正中线：通过脊柱棘突所作的垂直线。

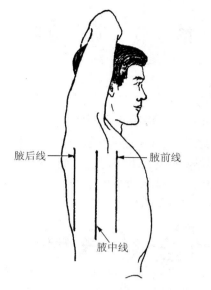

腋后线 ← → 腋前线

腋中线

图 2-12　侧胸壁上的标志

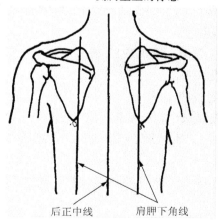

后正中线　　肩胛下角线

图 2-13　后胸壁上的标志

（2）肩胛下角线：在上肢自然下垂的情况下，自肩胛下角所作的垂直线。

此外，可利用天然标志和人为画线将胸部分为若干区，如腋窝、胸骨上窝、锁骨上窝、锁骨下窝、肩胛上区、肩胛下区和肩胛间区等（图 2-1(a)、(b)）。

第五节　肺脏检查

一、望诊

按望诊的一般原则进行望诊。患者最好取坐位。医师坐下，与患者处于在同一水平。注意患者同侧胸部上下及两侧胸部相当部位有无差别。如患者取卧位，医师亦需坐下或取某种姿势使眼睛与患者身体约处在同一水平。

常见的胸廓外形改变有哪种？

（一）胸廓形状

查看患者胸廓形状，对其前后径与左右径进行比较，根据胸骨、肋骨形状和腹上角的大小来确定正常胸廓或病理胸廓（扁平胸、桶状胸、鸡胸或漏斗胸）。注意有无局部变形、有无凹陷、隆起、肋间增宽或狭窄。

（二）呼吸运动。

（1）呼吸类型（胸式或腹式）。

（2）呼吸频率。

（3）呼吸节律。

（4）呼吸运动有无减弱（应嘱患者用力呼吸，作两侧比较），呼吸运动减弱的部位（双侧或单侧，胸上部或胸下部）。

（5）胸围测量（平乳头线测量深吸气和深呼气的差别）。

二、触诊

（1）气管：用二指法（儿童）或三指法（成人）确定气管是否居中。

（2）压痛：如患者诉说胸部某处有疼痛，从离该处较远的部位用中指或中指及食指的指腹轻轻触诊，逐渐移向疼痛区。

（3）胸廓弹性或抵抗感：在胸部左右两侧由上而下

用2～3个手指压迫胸廓,压迫力量不可太大,要腕部同时用力。注意抵抗力是否改变(可同时注意患者有无压的痛面部表情)。

(4)呼吸运动:先将两手指向上垂直地放在患者前胸上半部,待患者深呼气末时,将两手贴紧胸壁,两拇指并拢(手指皆向上)。随即嘱患者深吸气。在呼吸运动时(吸气时),两拇指便随之分开。看左、右拇指离开中线的距离,便可判断患者一侧或两侧的呼吸运动是否受限制。然后再将两手水平地放在患者胸下部(乳房以下),手指抱住胸下部,两拇指的尖端则在中线并拢,按上述操作观察患者呼吸运动。在背部不需做此检查。

(5)语颤:将两手掌平放(手指向上)在患者胸上部两侧对称部位。嘱患者口说"三、三、三",比较两侧所感到声音震动的强弱。然后将两手向下移至其他对称部位(包括前、后胸),作同样测定。在前胸上、下部各检查一次,背部上、中、下部(肩胛间区上部,肩胛间区下部,肩胛下区在肩胛线附近处)各检查一次。此后再两手交叉重做一遍。以资比较(有人两手感觉灵敏度有差别,这样可以减少误差)。

(6)胸膜摩擦感:用手指掌面和/或手掌进行触诊,在胸廓下侧沿腋中线处最易触到摩擦感。

(7)皮下气肿的捻发感:可触到一种特异的握雪感。

三、叩诊

先要熟悉正常人肺叩诊音为清音,然后在不同患者的胸部叩诊检查浊音、实音、高清音和鼓音。除胸背部的"连续叩诊法"外,肺部叩诊时,一般作为叩诊板的手指(左手中指)应与肋间平行,先检查前胸、侧胸而后检查背部,并自上而下,左右比较,叩诊不得过重。

(一)叩诊方法

(1)直接叩诊:医师用并拢的三指直接向两侧胸部

对称部位叩击,比较两侧叩诊音(此法仅适用病变范围大的患者)。

（2）间接叩诊:叩诊板指与肋间平行,从第一肋间起,自上而下依顺序进行叩诊。先检查右肺,再检查左肺,而后再从第一肋间起双侧对称地进行叩诊,比较双侧对称肋间的叩诊音。

（二）叩诊内容

（1）胸前部叩诊:可先用直接叩诊,比较两侧叩诊音,再用间接叩诊。

肺部叩诊有哪些异常叩诊音?其发生机制如何?

（2）肺脏定界叩诊:①肺上界,即肺尖的叩诊。自斜方肌前缘中央部开始叩诊为清音逐渐叩向外侧,当清音变为浊音时在皮肤上作一记号,然后再由上述中央部位向内叩诊,直到清音变为浊音为止。此清音带正常宽度为 4～6cm。②肺前界。正常肺前界相当于心脏的绝对浊音界。③肺下界。平静呼吸时,肺下界位于锁骨中线上第 6 肋间隙、腋中线上第 8 肋间隙、肩胛下角线上第 10 肋间隙。④左肺底部有鼓音区,称为 Traube 鼓音区(见"腹部检查")。

（3）胸侧面(腋部)叩诊:将右臂上弯,右手放在头顶。医师沿腋中线由腋窝向下叩打,同样检查左侧,然后作两侧对称部位的比较叩诊。

试述正常肺下界的位置和移动范围及其检查方法。

（4）胸背部叩诊:胸前部叩诊完毕后检查背部。因背肌厚,叩诊须较叩胸前部时用力。①先叩右侧,从背部沿肩胛间区向下叩打,而后沿肩胛下角线及腋后线进行同样操作,然后依同样顺序检查左侧,最后对左右两侧对称部位作比较叩诊。②为了更进一步确定浊音界,要再加用连续叩诊法,即左手指与脊柱平行(与肋间垂直),右手的叩诊指连续叩打左手中指,同时两手指由上而下移动,大约每一个部位叩打两次即已移到下面一个部位,以后再由下而上,叩诊顺序同上述。这种叩诊法更易找到浊音界。③肺下界移动度及肺底叩诊法(肺下缘移动范围的检查法)。先按"②"项的方法找到肩胛下角线的肺下界,用笔在皮肤上画一记号(第一记号),随即嘱患者深吸气后将气屏住,再由已做记号处向下叩诊,至发现浊音处止,再画一记号(第二记号),这时便嘱患者随便呼吸。经患者休息 0.5min 后,再嘱患者作深呼气后将气屏住(医师也做一个样子给患者看),医师即时由第一记号处向上叩诊直至获得清音为止,在此处再作一记号(第三记号)。用尺量深吸气(第二记号)与深呼气(第三记号)间的距离,此即为肺下界移动的幅度。

[注]　通常在全面体格检查时(即患者不是肺部疾病患者),只要沿锁骨中线、腋中线、肩胛下角线叩出这三处的下界即可。

四、听诊

(一)熟悉各种呼吸音

听自己喉部气管的呼吸声音(支气管呼吸音)。辨别吸气与呼气声的音调、性质、时间长短和呼与吸中间的间歇。然后再试在用力呼吸时和不用力呼吸时,听支气管呼吸音的增强和减弱。再将听筒放在自己的胸前下部,同样来听肺泡呼吸音的呼气与吸气的音调、性质、时间长短的判别和它的增强和减弱。

(二)听诊方法

(1)嘱患者呼吸略加强,但应避免呼吸时鼻孔和喉头带有声音。如有鼻塞声音,可张口呼吸。对咯血患者切忌增强呼吸或翻动患者身体。听诊不可时间太长以免患者疲劳。

(2)听诊顺序:胸前部由肺尖按肋间顺序向下直到肺底,先沿胸骨旁线,次沿锁骨中线,然后沿腋前线及腋中线由上向下听。先检查一侧肺,再检查另一侧。然后比较两侧的对称部位。胸背部听诊是先检查右侧,从上向下,先沿肩胛间区,次沿肩胛下角线,最后沿腋后线进行听诊,以后检查左侧。最后作两侧对称部位检查,比较听诊。

试述在正常情况下支气管呼吸音、肺泡呼吸音、支气管肺泡呼吸音在哪些部位可以听到。

肺部听诊有哪几种病理性呼吸音？其产生机制和常见的疾病有哪些？试述干性啰音产生的机制和临床意义。

试述湿性啰音产生的机制和临床意义。

（三）听诊内容

（1）呼吸音：听呼吸音时，首先听吸气声音的音调、性质和时间长短，然后听呼气声音的音调、性质和长短来确定它是支气管呼吸音或肺泡呼吸音，或是两者的中间型——支气管肺泡呼吸音。然后注意它们是增强或是减弱，将不正常的呼吸音记录下来。

（2）啰音：先辨别听到的是湿啰音还是干啰音，然后再注意该啰音是在呼气时还是在吸气时出现。

（3）语音和耳语音：听语音时，嘱患者口说"三、三、三"，或"一、二、三"，在两侧对称部位进行比较。听耳语音时嘱患者用极低耳语说"三、三、三"（医师示范给患者看）。

（4）胸膜摩擦音：在胸廓下侧沿腋中线处最易听到。

（5）震荡音：在罹患液气胸的患者中可以听到。患者坐在凳子上，医师将耳贴在患者胸廓上（或将听诊器放在胸廓上）听诊，一面摇晃患者，即可听到犹如摇晃盛水器皿时的水震荡的声音。

第六节　呼吸系统常见病的体格检查

一、大叶性肺炎（肺实变体征）

1. 问诊

（1）起病情况：骤起或缓起，起病前有无诱因。

（2）有无寒战及发热，热型。

（3）咳嗽：性质、时间，有痰否，痰的颜色、痰量，有无气味。

（4）胸痛：疼痛部位，性质，与呼吸及咳嗽的关系。

（5）呼吸困难：程度，性质。

（6）既往史：有无结核、肺炎、上呼吸道感染。

（7）生活条件、环境、劳动条件。

2．体格检查

作全身系统体格检查时更应注意以下体征：

（1）望诊：①患者体位，有无发绀，神志。②呼吸频率。③胸部呼吸运动是否对称。

（2）触诊：气管位置，呼吸运动有否受限制，语颤有无增强。

（3）叩诊：比较胸廓两侧的叩诊音，注意浊音或实音的部位。

（4）听诊：注意呼吸音改变（呼吸音降低或出现支气管呼吸音），语音的强度，啰音的性质与部位。

（5）其他检查：脉搏、血压、血象、X线所见。

二、胸膜炎（干性胸膜炎及胸腔积液的体征）

1．问诊

（1）职业、生活及劳动环境。

（2）有无结核病史、肿瘤史、胸部创伤史、上呼吸道感染史。

（3）有无胸痛、咳嗽、呼吸困难、发热、畏寒。

2．体格检查

作全身系统体格检查时更应注意以下体征：

（1）望诊：①体位。患者仰卧或侧卧，注意患者愿向何侧卧。②胸廓。是否对称，有无一侧隆起或饱满，肋间隙是否变狭或增宽。③呼吸运动。注意某侧呼吸运动是否减弱或消失，呼吸频率是否增加。

（2）触诊：注意气管有无移位，呼吸运动是否减弱，语颤有否消失或减弱，有无胸膜摩擦感。

（3）叩诊：①有无实音或浊音（在某侧、某部，范围如何）。画出它们在锁骨中线，腋中线、腋后线与肩胛线的上界。②Traube 鼓音区是否消失。③心脏浊音界有无移位。

（4）听诊：①注意有无胸膜摩擦音和啰音。②有无呼吸音减弱或消失，有无异常呼吸音。③语音有无减弱

如何从望、触、叩、听四诊来鉴别肺气肿、大叶性肺炎、肺不张、胸腔积液和气胸？

或消失。

（5）其他检查：了解胸部 X 线检查结果及胸腔积液化验结果（注意胸腔积液性质、颜色、蛋白含量、比重、细胞数）。

三、支气管哮喘、肺气肿

1. 问诊

除"大叶性肺炎"项中所列各项应询问外，还应询问：

（1）支气管哮喘患者：应注意每次哮喘发作时的诱因、季节、过敏史及职业（接触药品、花粉或粉尘等）。

（2）慢性支气管炎患者：询问职业（是否接触粉尘及挥发性刺激物质等、吸烟史、温度、气候等的影响）。

（3）肺气肿患者：应注意慢性支气管炎及支气管哮喘的病史，呼吸困难的程度及其与活动的关系。

2. 体格检查

作全身系统体格检查时更应注意以下体征：

（1）望诊：①胸廓。胸廓的形状，胸廓前后径有否增加，肋间隙是否增宽，胸骨有否向前突出。②胸部运动。呼吸活动度是否减弱。③注意呼吸频率。④有无紫绀、杵状指。

（2）触诊：语颤有无减弱。

（3）叩诊：①有无高清音。②肺下界是否下降，移动范围有无变化。③肝浊音界有否下移。④心浊音界有否缩小。

（4）听诊：①呼吸音。有无增强或减弱，有无支气管呼吸音。②啰音。有无细湿啰音、粗湿啰音、鼾音、哮鸣音（哨笛音）。③语音有无减弱。

（5）其他检查：了解化验检查，X 线摄片检查等的结果。

第七节　心脏、血管检查

一、望诊

（一）检查方法

按一般望诊原则进行望诊，患者取卧位，医师站在患者右侧，医师应下蹲使两眼与患者胸廓同高，观察心前区异常搏动和隆起，望诊心尖搏动时双眼视线应与心尖区呈切线位置（图 2-14）。

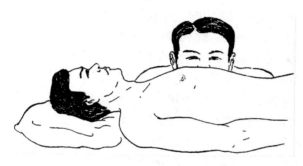

图 2-14　望诊心前区异常搏动和隆起时，医师及患者的正确位置

（二）望诊内容

（1）观察胸廓外形，注意心前区有无隆起。

（2）心尖搏动最强点的位置及范围。

（3）观察心前区有无异常搏动。

（4）观察颈动脉搏动情况及颈静脉有无怒张。观察颈静脉有无怒张时，患者应采取斜靠位（上身与床面成 45°角），颈部检查时已述及。

二、触诊

以手掌平放被检查部位，压力应恰当（触诊有无震颤），用右手食指、中指指尖掌面触诊心尖搏动。

（一）心尖搏动的检查方法及检查内容

（1）用右手食指中指掌面按触心尖搏动最强点，并

试述心脏望诊的内容和望诊时应注意事项。

试述正常人心尖搏动位置及范围。

左心室或右心室肥大时心尖搏动可发生哪些变化？

哪些生理和病理因素可影响心尖搏动的位置？

试述心脏触诊检查的内容及方法。

予以定位。定位是用第几肋间及锁骨中线的内侧或外侧若干厘米来表示。同时注意心尖搏动的范围、强弱、节律及速率。

（2）被检者向左侧卧，按触及处记录心尖搏动最强点。再使之向右卧，重复上述检查。注意体位改变对心尖搏动位置的影响。

（二）心前区震颤的检查

（1）先用右手掌在各瓣膜听诊区进行触诊，将右手手掌平放，所用的压力需适当，逐渐缩小用手掌小鱼际感觉有无震颤。

（2）辨别震颤的时间：利用下列方法以利于判断震颤发生于收缩期或舒张期。①与心尖搏动进行对照。紧接心尖搏动撞击之后，触诊手掌所按得震颤为收缩期震颤；在心尖撞击手掌之前，所按得的震颤为舒张期震颤。②与颈动脉的搏动进行对照。紧随颈动脉搏动后按得的收缩期震颤，在其前发生的为舒张期震颤。③与心脏听诊进行对照。紧随第一心音之后按得的震颤为收缩期震颤，紧随第二心音之后按得的震颤为舒张期震颤。

血管触诊应检查哪些部位？

何为奇脉？奇脉有什么临床意义。

何为"水冲脉"和"枪击音"？其产生机制及临床意义是什么？

（三）检查颈动脉、肱动脉、桡动脉、腘动脉及股动脉、足背动脉的脉搏

注意两侧动脉搏动是否对称，及其速率、节律、紧张度、大小、动脉壁的性状等。

（四）脉搏检查法

一般是按压前臂下 1/4 处桡动脉进行检查。发现脉搏节律不甚规则时应同时进行心脏听诊，而计算心率应以听到的心脏跳动次数为准。在足背伸踇长肌腱外侧、第一跖骨近端水平可触及足背动脉；在腘窝深处可触及腘动脉；在腹股沟韧带中部可触及股动脉；在内踝后部可触及胫后动脉。

三、叩诊

（一）叩诊心脏相对浊音界

心脏相对浊音界的叩诊主要采用指指叩诊法，患者取坐位或卧位。

（1）叩诊方法：左手中指作为叩诊板的手指，患者取坐位时，该手指与肋间垂直，而患者取卧位时该手指与肋间平行（图2-15，图2-16）。叩诊心界的顺序习惯是先左后右，从外向内，自下而上。

如何进行心脏叩诊？何为心脏的绝对浊音界和相对浊音界？

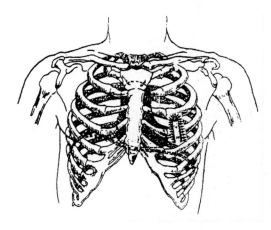

图 2-15　坐位时叩诊心脏浊音界手指的位置
（左手中指与肋间垂直）

（2）叩诊左心界：从心尖搏动最强处外 2～3cm 开始叩诊，按叩诊的顺序一个肋间一个肋间地自下而上进行叩诊，直至左第二肋间。

试述心脏相对浊音界的增大或缩小的临床意义。

（3）叩诊右心界：应先叩出肝浊音界（右第二肋间开始沿着锁中线向下叩诊，直至由清音转变为浊音——肝浊音界）。右心界的叩诊从肝浊音界的上一肋间开始叩诊。按叩诊的顺序自锁中线由外向内自下而上依次叩诊，直至右第二肋间。

（4）心界叩诊时应尽可能轻，当清音转变为浊音时作一标记。

（5）记录方法：①确定前正中线。②测量前从正中

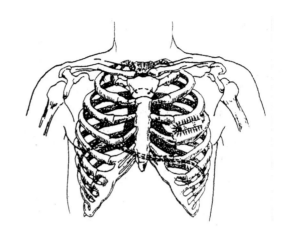

图 2-16　卧位时叩诊心脏浊音界手指的位置

（左手中指与肋间平行）

线分别至心左界和心右界的距离（厘米数）。应用硬尺进行测量，若用卷尺进行测量，必须将卷尺拉直，不可将卷尺按胸廓形态转至左侧标记处，否则测得的数值将较实际的数值高而导致错误。记录时，可在中间画直线两条，在它们中间写上Ⅱ、Ⅲ、Ⅳ、Ⅴ，代表肋间。在这两根线的右侧及左侧的Ⅱ、Ⅲ、Ⅳ、Ⅴ等水平分别写上阿拉伯数字来表明各肋间由前正中线至心右界为若干厘米及至心左界为若干厘米（如左心界增大至第6肋，则在Ⅴ下面添Ⅵ字样，也填上阿拉伯数字）。在Ⅴ肋间左心界的阿拉伯数字下面画一根横线，两端各画一个箭头，在线的中段也注上该患者由前正中线到锁骨中线的距离，以此用来和心左界的数字进行对照。

（二）心脏绝对浊音界的叩诊（特殊情况时应用）

用阈界叩诊法（图 2-9），由心浊音的中心区向两侧叩打，找出由实音转为浊音的地方，此即为绝对浊音与相对浊音界交界之处。

四、听诊

（一）心脏听诊时须注意的事项

（1）听诊器应备有两个胸件，分别为钟型的及膜型的,两者相辅使用。钟型的易于听得低频率的音声(如二尖瓣狭窄的舒张期隆隆样杂音);膜型的易于听得高频率的声音(如主动脉瓣关闭不全的舒张期叹息样杂音)。

(2)听诊时除按惯例在四个瓣膜听诊区和包特金点(即主动脉瓣第二听诊区)进行听诊外,凡遇到心脏病患者或认为需要时,还应听心前区其他部位,并注意杂音的传导。

(3)听心脏时,先听整个心动周期的情况,然后分别集中注意力细听每个瓣膜听诊区的各个心音和间歇,如此易于发现心音的改变或杂音。

(4)必要时应在不同体位进行听诊。例如,二尖瓣狭窄的舒张期杂音常在左侧位时清晰。

(5)注意杂音和呼吸的关系。例如,肺动脉瓣区舒张期叹息样杂音在吸气时较为明显。

(6)对照第一心音应该用心尖搏动或颈动脉搏动而不要用桡动脉进行对照,因为后者的出现较心动为迟,可导致错误。

(7)当在某一听诊区在区别第一心音与第二心音或决定收缩期或舒张期杂音有困难时,可采取"寸移法",即从能区别出第一心音与第二心音的部位,逐渐移向听诊有困难的部位,在移动的过程中因已掌握心音的节奏,故待到达有困难的部位时,便能按节奏分辨出心音或杂音的时期。

(8)心动过速时,有时区别第一心音与第二心音甚为困难,让患者休息若干时间或经过治疗,待心动变慢后再听杂音。不要在心动过速时,听诊没有十分有把握的情况下结论。

(9)心脏病患者的诊治过程中应经常进行心脏听诊,每日一次或至少隔日一次,因心音或杂音可常有变化。例如,有的杂音在心力衰竭时消失,经治疗心力衰竭好转后又可出现。

（二）常用的心脏瓣膜听诊区

（1）二尖瓣瓣膜听诊区（心尖区）：第5肋间、左锁骨中线。心脏增大时可选择心尖搏动最强点为二尖瓣瓣膜听诊区进行听诊。

（2）主动脉瓣瓣膜听诊区：在胸骨右缘第2肋间。

（3）肺动脉瓣瓣膜听诊区：在胸骨左缘第2肋间。

（4）三尖瓣瓣膜听诊区：在胸骨体与剑突连接处稍偏右或稍偏左处。

（5）包特金点（主动脉瓣第2听诊区）：在胸骨左缘第3、第4肋间。

（三）心脏听诊次序

听诊治疗依次为：心尖部（二尖瓣区）、主动脉瓣区、肺动脉瓣区、包特金氏点，三尖瓣区。

（四）听诊内容

包括心率、心律、心音、额外心音、杂音、以及心包摩擦音。

（五）区别第一及第二心音

将听诊器胸件置于所听的瓣膜听诊区，同时以手按触心尖搏动（或颈动脉）。凡与心尖搏动同时听到的心音为第一心音，在其后听到的心音为第二心音（注意，在青年及儿童在第二心音后常可听到第三心音）。

（六）注意事项

在每一瓣区听诊时，比较该区第一心音和第二心音的强度、音调及性质。注意第一心音在何区最强。比较肺动脉瓣区第二心音与主动脉瓣区第二心音的强度，注意心动节律及心动次数。

（七）杂音听诊的要点

杂音听诊难度较大，需仔细听诊，当听到杂音时应注意以下几点：①杂音最响的部位。②杂音出现的时期。③杂音的性质。④杂音的强度。⑤杂音的传导。⑥体位、呼吸、运动对杂音响度的影响。

五、动脉血压的测量方法

（1）患者应舒适地取坐位或卧位，将前臂伸出，肘部略弯。稳放在桌上或床上，但手臂安放的高度需与心脏在同一水平面上，衣袖不可紧裹在臂上。

（2）将血压计的袖带有橡皮袋的一端先安放在上臂内侧，高于肘弯上约 2cm 处，然后紧密地将袖带缚好。扪及肱动脉搏动后，将听诊器胸件置于搏动处准备听诊（切忌将听诊器胸件塞入袖带下面）。

（3）将血压计气球上的活门关闭，向袖带内充气，边充气边听，当听不到动脉搏动音时，继续充气使水银再升高约 20～30mm，而后放开活门，在缓慢放出空气的同时注意水银柱逐渐下降的速度，此时听到第一个血管搏动音时的水银的水平即为收缩压的高度，继续缓慢放出袖带内的气，水银柱继续下降，血管搏动音突然消失即为舒张压高度。

（4）患者在用力后或在紧张状态下所测得的血压，不可信，应让患者休息 10min 后再行数次测量，若测得结果相仿，取平均值记下。

第八节　循环系统常见病的体格检查

一、心脏瓣膜病

（一）二尖瓣病变（包括二尖瓣狭窄及关闭不全）

1. 问诊

（1）过去有无咽喉痛，有无多发性、游走性关节痛、皮疹等病史。

（2）有无心悸、呼吸困难，活动、劳动后及夜间阵发性呼吸困难；呼吸困难发生与呼吸道感染的关系；有无咳嗽、咯血、水肿等。

（3）询问职业情况、劳动条件、居住环境。

如何正确测量血压？

试述正常的血压测值及血压测值变动的临床意义。

心尖区舒张期杂音的性质与主动脉瓣区舒张期杂音性质有何不同，它们的临床意义是什么？

何为 "Austin Flint" 杂音和 "Graham Steell" 杂音？

2．体格检查

作全身体格检查时更要注意以下体征：

（1）望诊：注意一般状态、体位、两颧潮红（二尖瓣面容）、心尖搏动的位置等。

（2）触诊：注意心尖搏动有无增强，有无震颤及震颤的时期、部位。

（3）叩诊：叩出心脏相对浊音界。注意相对浊音界有否增大，以及增大后的形状。

（4）听诊：心率、心律、心音、额外心音，杂音及心包摩擦音等。

听诊应注意下列几项内容：

（1）心脏杂音检查。

注意在心动周期中，除心音外，有无听到其他声音，如听到其他声音，则应注意其是否为杂音。

闻及心脏杂音时，应如何进行描述。

器质性与功能性收缩期杂音如何鉴别？

心脏杂音的响度如何分级？

若听到杂音应注意杂音最响的部位（在哪个瓣膜听诊区），产生的时期，杂音的性质、响度，是局限性还是传导至其他部位（传导的方向），呼吸体位对杂音的影响。

在第一心音与第二心音之间听到的杂音是收缩期杂音。

在第二心音与下一个心动的第一心音之间听到的杂音是舒张期杂音，在此时间的初期出现的杂音是舒张早期杂音，在其后期出现的为舒张后期（或称收缩期前）杂音。

杂音呈渐增音势，渐减音势或渐增——渐减音势。

如为心尖区舒张期杂音，注意有无收缩期前增强。

应决定杂音性质——吹风样、滚筒样（隆隆样）、叹气样、粗糙、柔软、尖锐（乐音或鸟鸣音）、低沉。

如辨明杂音出现时间有困难，可用颈动脉对照。或从无杂音的部位听起，使耳熟悉了第一与第二心音的关系，然后慢慢移向有杂音区，此时便易辨出杂音与心音在时间上的关系。

如在两个听诊区都听到同时期的杂音,要决定这个杂音由一区传到另一区,还是两区各有一个杂音。辨别的方法是由一区向另一区听过去,如在中途杂音先减弱或已听不见,然后在接近另一区时又以渐变响,则系有两个各不相关的杂音存在。如在一区响,移达另一区时杂音逐渐减低,则为前一区的杂音传至后一区。

（2）心尖区第一心音响度如何(减低、亢进、或是否有拍击音)。

（3）肺动脉瓣区第二心音响度有无改变。

（4）有否听到二尖瓣开放拍击声——即一个尖锐、响亮、具拍击性质,紧随着第二音而来的声音,以在胸骨左缘第四肋间稍外侧最响。

3. 其他检查

X 线、红细胞沉降率(血沉)、心动超声图及心电图检查。

（二）主动脉瓣病变(包括主动脉瓣狭窄及关闭不全)

1. 问诊

（1）有无咽喉痛史,多发性游走性关节炎,皮疹史,有无冶游史,有无下疳,有无高血压史。

（2）有无心悸、呼吸困难、心绞痛、晕厥。

（3）询问职业情况。

2. 体格检查

作全身体格检查时更要注意以下体征。

（1）望诊:一般状态、体位、心尖搏动情况(是否有弥漫性搏动),颈动脉搏动情况,全身其他小动脉的搏动,毛细血管搏动征。

毛细血管搏动征检查法:轻压手指甲的末端,使指甲的中间部留一小白斑,观察该处与小动脉搏动相一致而交替出现发红和苍白的节律性变色或用玻璃片均匀地轻按压下口唇,观察毛细血管搏动时所呈现的红白色交替出现的现象,称为毛细血管搏动征阳性。

分别描述二尖瓣狭窄、二尖瓣关闭不全、主动脉瓣狭窄和主动脉瓣关闭不全时体征。

（2）触诊：①心尖搏动有无弥漫性增强，有无向左、向下移位。②主动脉瓣区是否触及震颤，注意其发生时间及强度。③脉搏有无迅速冲击触及手指继以迅速消失的情况，检查有无水冲脉。水冲脉检查将患者手臂高举过头部，同时按脉，上述现象是否加强。也要注意脉搏是否低小缓迟。

（3）叩诊：叩出心脏相对浊音界，注意心界是否向左下扩大。

（4）听诊：①主动脉瓣区有无杂音，杂音的性质、出现的时期、响度、传导方向。在包特金区有无杂音及其性质等。②心尖区有无杂音，注意其性质、时间、响度、传导方向。③心尖区第一音有无减弱，主动脉瓣区第二音有无减弱。④血管听诊。在股动脉是否闻及枪击音及双重杂音。⑤血压。收缩压有无增高，舒张压有无显著降低，脉压是否增大。

3. **其他检查**
RPR、TPPA 检查，X 线片及心电图检查。

二、充血性心力衰竭

1. **问诊**
询问有无呼吸困难、心悸，两者与劳动轻重的关系，夜间是否发生阵发性呼吸困难，有无咳嗽、咯血、软弱无力、头晕及胃口不佳、恶心、呕吐等胃肠道症状，尿量及夜间小便次数，水肿、右肋部疼痛等。

2. **体格检查**
作全身体格检查时更要注意以下体征。

（1）望诊：一般情况、体位、颈静脉怒张、心尖搏动、黄疸。

（2）触诊：心尖搏动，有无震颤，肝脏有无肿大及触痛、肝颈回流征、水肿，检查脉搏情况（注意有无交替脉），有无腹腔积液。

（3）叩诊：叩出心脏相对浊音界。

（4）听诊：①注意各瓣膜区有无杂音，是否可借以诊断为某种瓣膜病。②注意心音强弱，与正常心音有何不同。肺动脉瓣区第二心音有无亢进。③有无舒张期奔马律。④肺底部有无细湿啰音。⑤动脉压的改变。

第九节　腹部检查

一、腹部分区(图 2-17)和标志线

腹部"九区法"如何划分，各区有哪些主要脏器。

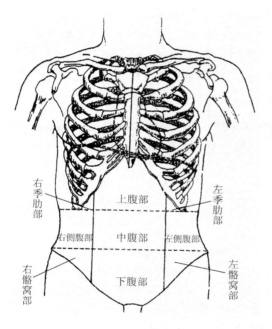

右季肋部　上腹部　左季肋部
右侧腹部　中腹部　左侧腹部
右髂窝部　下腹部　左髂窝部

何为舟状腹和蛙状腹？

图 2-17　腹部体表分区示意图(九区分法)

二、望诊

（1）腹部外形：是否正常(腹部平坦、饱满、低平)，有无局部肿胀、隆起或下陷(腹部外突时应测量腹围)，胃型，肠型及蠕动波。

腹围测量法：用卷尺前面沿脐，后面通过第三腰椎水平进行测量，必要时亦应测量脐距剑突、耻骨联合及

两侧髂前上棘的距离。

腹部胀气、腹腔积液及巨大卵巢囊肿时腹部外形的改变有何不同？

[注] 有腹腔积液时，腹围最大在脐水平，脐距耻骨联合近、距两侧髂前上棘等距。巨大的卵巢囊肿，最大腹围在脐下，脐距剑突近，距两侧髂前上棘不等，测量腹围时需排空膀胱。

（2）皮肤情况：皮炎、手术瘢痕，腹纹、静脉怒张（注意部位及血流方向）。

如何鉴定腹壁曲张的静脉回流方向？门脉高压时的腹壁曲张的静脉血流方向与上腔及下腔静脉阻塞时有何不同？原因何在？

判断扩张的腹壁静脉血流方向的方法：在腹壁上选择一段没有分歧的静脉。用一手的食指及中指压迫该段静脉，此时两手须靠拢，然后两手指沿该静脉向两头移开，两指中间的一段静脉便无血液。此后，先移去一个手指，看该静脉是否充盈，如无充盈，再移去另一个手指。这样便知该静脉是由何方向获得充盈（图 2-18）。

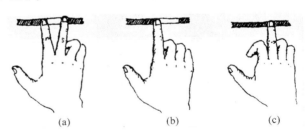

图 2-18　决定静脉血流方向的方法

（a）已将两指间一段静脉血流压出　（b）移去右侧手指，静脉不充盈　（c）右侧手指放还，再将左侧手指移去，静脉充盈，表示血流方向系左向右

（3）脐情况：突出、发炎。

（4）呼吸运动：注意腹部呼吸运动是否存在。

（5）搏动：注意有无可见的搏动。

三、触诊

试述腹部触诊时出现肌卫、压痛、反跳痛的临床意义。

（1）腹部触诊的方法：包括浅部及深部触诊法、插入触诊法、深部滑行触诊法、双手触诊法、冲击或称浮沉触诊法。腹部触诊时，先做腹部全面触诊，然后再进行肝、脾及肾脏等脏器触诊。

（2）腹部触诊的操作：最好在空腹时进行。患者仰卧，两手放在躯干两侧，两腿在膝关节处屈曲。医师以温暖的手进行检查。患者均匀呼吸。有时可嘱其深呼吸，以利检查，但须注意勿连续很长时间进行腹部触诊检查，其间须有间歇，避免患者疲劳。可与患者谈话以转移其注意力。先用浅部触诊法，注意有无压痛、疼痛的部位、疼痛的程度以及腹壁肌肉紧张度，继用深部触诊法确定有无肿块。用插入触诊法确定压痛点。用双手触诊法检查肿块。有腹腔积液时，用冲击（沉浮）触诊法检查有无肝、脾肿大或其他肿块，必要时用深部滑行触诊法检查胃、肠等脏器。肝、脾、肾脏触诊见下述。

腹部触诊时要注意检查以下内容：

（1）腹部反跳痛：检查方法是医师紧压疼痛区数秒钟后突然将检查手指缩离患者腹部，患者叫剧痛及面部有剧痛表情表示有反跳痛存在。

（2）腹肌痉挛或紧张。

（3）腹腔内的脏器：触诊肝、脾、胃、肠、腹主动脉。

（4）肿块：要注意肿块的大小、部位、表面形态、硬度、压痛、活动度、搏动性以及和邻近脏器、皮肤和腹壁的关系。

（5）腹腔积液液波震颤检查法：患者仰卧，检查者一手放在其腹壁的一侧，以另一手的手指拍击另一侧腹壁。另一助手用一手的尺侧沿前正中线在腹壁正中加压，如腹中有足量液体，因手指拍击而产生的冲动即通过液体传导达另一触诊手而被感知。助手之手是用以防止腹壁传导振动（图 2-19）。

（6）振水音：患者取卧位，检查者用右手稍为张开的四个弯曲手指进行冲击性触诊，但手指要始终触及腹壁，左手尺缘横置腹上。自腹下部向上，在不同地位确定振水音，经胃壁及胃内气体与液体层传导的冲动能引起极易听见的水振动声，此即为振水音。

试述麦氏点、胆囊的压痛点的位置及其检查方法。

腹部触及包块要进一步检查哪几点？

腹腔积液时，如何进行液波震颤和移动性浊音的检查？

试述腹部震水音的检查手法。

45

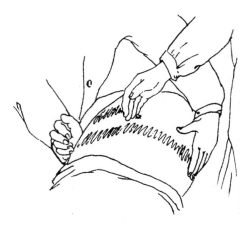

图 2-19

四、肝、脾的检查

试述正确的肝、脾、肾的触诊手法。

检查时注意肝、脾的大小、形态，坚度、压痛、叩击痛。

1. 肝脏的触诊方法及测量方法

（1）肝脏触诊方法：遵守腹部触诊的基本规则。肝脏触诊有多种方法，下述的方法最为常用。

医师站在患者右侧。患者取仰卧位，两腿在膝关节处弯曲，使腹壁松弛。医师以左手掌及四个手指置于患者的右腰部，自后方沿胸廓下缘托住右腰部，拇指固着于肋弓缘（或左手拇指与其余四个手指一样放在患者的右腰部），阻止胸腔在吸气时扩张，用右手放在右腹部，拇指向外侧展开，与肋缘约成 70°角（图 2-20）。嘱患者用口呼吸，医师将左手由后向前向右手方向推动，同时右手手指自下而上向肋缘方向进行触诊。用此法沿肋缘下及上腹部进行触诊，由内侧向外侧进行检查（即先查肝左叶，再移向外查肝右叶）。肝脏触诊应在腹部较低的若干不同水平处，由下向上一一进行触诊。查左叶时，右手手指与肝下界平行，查右叶右手手指与肋弓缘平行。如肝脏肿大，可在深吸气时觉得肝下缘向下移动碰及手指。如肝脏肿大系中度或更大，其下缘将在肋弓缘以下若干距离之处被触到。

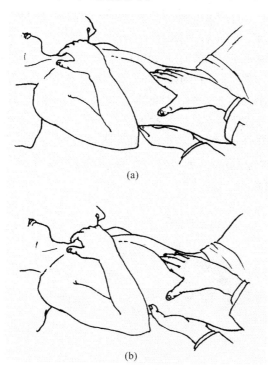

图 2-20 双手触诊肝脏法
a.左手拇指放在后面　b.左手拇指放在前胸肋弓

（2）肿大肝脏的测量方法：①肝脏轻度肿大时难以测量，只能量肝缘在肋弓缘下几厘米或几横指来表达。②肝脏明显肿大时，按以下几根线来测定：由右锁骨中线与右肋弓缘交界点垂直量至肝缘；由右锁骨中线与右肋弓缘交界点循通过脐的斜线量至肝缘；由右锁骨中线与右肋弓缘交界点之处向左平行横量至肝缘；测剑突至肝下界的垂直距离（左叶肿大时用之）；测量肝下界至脐孔的垂直距离（左叶肿大时用之）；

2．脾脏的触诊方法及测量法（图 2-21）

（1）脾脏触诊方法：患者取仰卧位，弯曲两腿使腹部肌肉松弛。医师坐或站立在患者右侧，以左手放在患者左侧背后约第7～10肋之处，尽可能使胸廓固定。右

肝脏和脾脏肿大时应如何测量记录？

在触及肝脏时要进一步检查哪几点？

手平放在患者的腹部上，手指处在左锁骨中线与左腋前线之间，手指与肋间平行或垂直皆可。手指由腹部下方逐渐向上移接近左侧肋弓处进行触诊，手指末端稍弯曲，轻轻压入患者腹壁。此时，左手紧压左腰部，使正常由脾所占的区域移向右手。检查时先查外侧，再查内侧。操作时嘱患者用口呼吸，从腹部较低的不同水平，自下而上进行触诊。患者仰卧有时不能触及轻度肿大的脾脏，可让患者取右侧卧位（图2-21），有时便可触及（亦可嘱患者直立，躯干在腰部处略向前弯，进行触诊，有时亦可触及）。

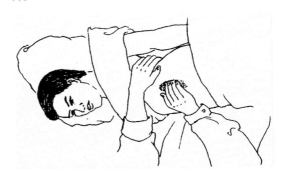

图 2-21　脾脏的触诊

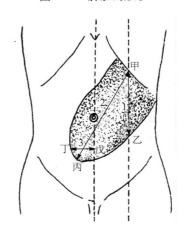

图 2-22　肿大的脾脏(脾缘过正中线者)测量法

（2）肿大的脾脏（脾缘过中线者）测量法（图 2-22）

①第 1 测量由左肋缘与左锁骨中线交点垂直量至脾缘 1 线（又称甲乙线），脾轻度肿大只作第 1 测量。②第 2 测量和第 3 测量脾肿大超过正中线者（图 2-22）在左肋缘与左锁骨中线交点垂直量至脾缘的距离（线 1），测量从左锁骨中线与肋缘的交点量至最远的脾尖端之间的距离（线 2，又称甲丙线），测量脾右缘至正中线最大的距离（线 3，又称丁戊线）。

五、叩诊

通过腹部叩诊可叩知某些脏器大小及有无叩痛，胃肠充气情况，腹腔内有无积液，以及胃与膀胱的扩大程度等。腹部叩诊一般采用间接叩诊法，叩诊顺序为左下腹、左上腹、右上腹、右下腹。

（一）腹部叩诊音

正常情况下，腹部叩诊大部分区域为鼓音，只有肝、脾所在部位，增大的子宫和膀胱所占据的部位以及两侧腹部近腰肌处叩诊为浊音。当腹腔内大量腹腔积液或患有肿瘤时鼓音区缩小，病变部位可出现浊音和实音。当胃肠明显（高度）胀气或胃肠穿孔时，则鼓音区域增大或不应该出现鼓音部位出现鼓音，例如胃肠穿孔时，肝浊音界消失，叩诊为鼓音。

（二）肝、脾叩诊

1. 肝浊音区

叩心脏右心界时已得知肝上界。腹部叩诊检查时，用轻叩诊叩出肝绝对浊音界，由此处向下叩，叩出肝下界。注意肝浊音界是否消失。如肝脏明显肿大，在肋弓下可叩出肝浊音，有时叩诊可弥补肝脏触诊的不足。

2. 肝区叩击痛

在肝区轻叩。

（1）可将左手掌平放在患者肝区，右手握拳捶击左手背，起初轻轻叩击，以后可渐加重，问患者有无疼痛。

（2）亦可用手掌尺侧轻击患者肝区或采用指指叩

肝浊音界的上移、下移、缩小或消失常见于哪些疾病？

试述正常脾脏叩诊浊音界的位置及大小。

诊法进行叩击。

3. 脾脏叩诊

轻叩，位置同触诊，沿腋中线由上向下叩，正常人脾浊音占第 9～11 肋间，长 4～7cm，前方不超过腋前线。

六、听诊

试述腹部听诊的内容及其临床意义。

将听诊器件置于腹壁上，全面听诊腹部各分区。

腹部听诊内容及听诊部位：

（1）肠鸣音：将听诊器件放在脐周，正常人肠鸣音 4～5 次；肠蠕动增强时肠鸣音≥10 次/min，称为肠鸣音活跃。若肠鸣音≥10 次/min，伴肠鸣音响亮、高亢甚至呈叮当声或金属音，称为肠鸣音亢进。

（2）腹部血管杂音：中腹部血管杂音提示腹主动脉狭窄或腹主动脉瘤，后者可触及搏动性质包块，在左、右上腹（腹部体表分区——四区分法）闻及血管杂音考虑肾动脉狭窄，血管杂音位于左、右下腹部应考虑髂动脉狭窄。

（3）静脉血管杂音：为嗡鸣音，见于腹壁静脉曲张。

（4）摩擦音在脾梗死，脾周围炎或胆囊炎累及局部腹膜可在深呼吸时闻及，即在各相应部位听到摩擦音。

（5）搔弹音：患者取仰卧位，医生左手持听诊器置于患者剑突下（肝左叶上），右手手指沿右锁骨中线自平脐向上轻弹或搔括腹壁，搔弹时未达肝缘，只听到遥远而轻微声音，当搔弹到肝表面时，声音明显增强且近耳。搔弹音检查常用于腹壁厚或患者不能配合腹部触诊时，可用此法来鉴定右上腹部肿块是否为肿大的肝脏。

［注］ 临床上，大多数情况腹部检查顺序为望、触、叩、听，当遇急腹症患者时，腹部检查顺序应为望、听、触、叩。

第十节 消化系统常见病的体格检查

一、腹腔积液

1. 问诊

根据产生腹腔积液最常见疾病的主要症状或综合征的主要症状进行问诊。这些疾病应包括充血性心力衰竭、肾炎、营养不良、门静脉高压、结核性腹膜炎、腹膜肿瘤转移（来自肝、胃肠道、胰腺、卵巢等）。

2. 全身系统体格检查时更要注意的体征

腹部形状、移动性浊音、液波震颤、腹部鞣韧感、呼吸困难、肺下界上移、下肢水肿、腹壁静脉怒张。用冲击触诊法检查肝、脾及其他肿块。

二、黄疸与肝胆疾病

1. 问诊

（1）询问黄疸发生时间，瘙痒，上腹部疼痛（疼痛部位、性质及放射），消化道症状（食欲、恶心、呕吐、呕血），神经系统症状，大便颜色（褐色、灰白色、白陶土或柏油样），小便深黄色，营养状态，有否与传染性肝炎患者接触，有否接受注射或输血等。

（2）有无肝炎、慢性酒精中毒、慢性胆囊炎病史。

（3）有无新陈代谢障碍，是否经常吃富含胆固醇的食物。

（4）有无多次妊娠，内脏下垂，坐的工作方式等能促使胆汁郁滞的状况存在。

（5）感染史。

2. 体格检查

作全身系统体格检查时更要注意检查以下体征：

（1）望诊：黄疸、皮肤淤斑、蜘蛛痣、抓痕伤、肝掌、腹部静脉曲张。

（2）触诊：①检查肝、脾有无肿大，注意其大小、坚度、形状、压痛、有无结节。②胆囊能否触到。③腹部有无包块触及，要注意包块位置、大小、形状、质地、压痛、移动度及包块与腹壁和皮肤的关系。

（3）叩诊：叩出肝浊音区，肝区有无叩击痛及腹部移动性浊音的叩诊。

3．实验室检查结果

注意黄疸指数、血胆红质及胆固醇、大便中粪胆原、尿中胆红质、尿胆素原及尿胆素（三胆试验）、肝功能。

第十一节　肾脏检查

一、双手触诊法

试述肋脊点、肋腰点、季肋点、上输尿管及中输尿管压痛点的体表位置及其检查方法。

（1）患者取仰卧位，双腿曲屈，检查者将左手放在腰下部，手指并拢，将此处托住。右手放在患者腹部腹直肌的外缘处，指尖须放在肋缘附近（手指与肋弓垂直）。

（2）触诊时检查者的左、右两手应尽力使之相遇，当每次呼气时，右手指逐渐推向腹腔深部，以达到腹后壁，直至隔着腹壁各层感到与左手指相接触为止。

（3）若两手手指已相接触而尚未触到肾脏就嘱患者吸气，此时肾脏下降，有时右手指可以触知肾脏下极（图2-23）。

二、肾及输尿管压痛点

（1）肋脊点：脊柱和第12肋所形成的夹角。

（2）肋腰点：为第12肋和腰肌外缘的夹角。

（3）上输尿管点：在腹直肌外缘平脐处。

（4）中输尿管点：为髂前上棘连线与腹直肌外缘的交点。

（5）季肋点：第10肋骨前端，右侧位置稍低，相当于肾盂位置。

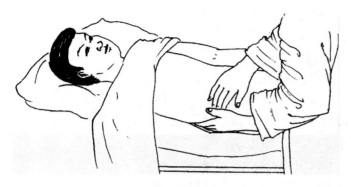

图 2-23　右侧肾脏的触诊

三、肾区叩击痛

将左手掌平放在患者腰部,右手握拳在左手背捶击,起初轻轻叩击,以后可渐加重力量,亦可以用手掌边缘轻击腰部。

第十二节　泌尿系统常见病的体格检查

一、肾病综合征

1. 问诊

（1）起病情况:前驱症状,有无上呼吸道、皮肤及其他部位感染;有无特殊药物应用史。

（2）水肿:部位、性质、出现时间、发展快慢。

（3）尿量、尿的性状:每日尿量（夜尿量）、尿色（洗肉水样或酱油色）、清浊度,是否有泡沫。

（4）伴随症状:是否伴有腰酸、腰痛,有否高血压、关节疼痛、皮疹及其他器官不适症状。

（5）治疗情况:已给予何种治疗,药物名称、剂量等。

（6）既往史:有无肾脏病史、肝炎史、糖尿病史等。

（7）家庭史:有无肾脏病及其他家庭遗传性疾病史。

（8）生活条件、环境、职业史：有无有毒有害物质接触史。

2. 体格检查

作全身体格检查时更应注意以下体征：

（1）望诊：①患者全身情况。体位、体型、意识。②皮肤。颜色、弹性、有无皮疹、紫癜、出血点、淤斑。③水肿情况：部位、程度、双侧是否对称性。

（2）触诊：①注意水肿是否为指压凹陷性，如双下肢水肿不对称，分别测量双侧相同部位的下肢周径。②肝脾是否肿大、周围血管征、足背动脉搏动。

（3）叩诊：注意腹部是否有移动性浊音。

（4）听诊：心、肺听诊。

（5）其他检查：血压、化验情况、血常规、尿常规、24h尿蛋白定量、肾功能情况。

二、尿路感染

1. 问诊

（1）起病情况：前驱症状、有无寒战、高热、有无消化道症状及疲倦无力等全身症状。

（2）有无尿频、尿急、尿痛，每日排尿次数及尿量，有无排尿困难、排尿终末疼痛。

（3）是否伴有腰部酸痛及尿色改变（尿液混浊或血尿）。

（4）治疗情况：已进行过何种治疗，药物名称、剂量。

（5）既往史：既往有无类似发作史，有无尿路结石病史，有无糖尿病，慢性肝病，妇科疾病、慢性结肠炎或慢性前列腺病史，有无长期应用止痛剂病史。

2. 体格检查

作全身体格检查时更应注意以下体征：

（1）望诊：患者全身情况、呼吸、脉搏、体温、血压。

（2）触诊：肾区、季肋点、肋脊点、肋腰点、上输尿管点、中输尿管点膀胱区有无压痛。

（3）叩诊：肾区有无压痛及叩击痛。

（4）听诊：心肺听诊。

（5）其他实验室检查：特别是尿常规、清洁中段尿培养。

三、慢性肾功能衰竭(尿毒症)

1. 问诊

（1）起病情况：基础疾病的诊断情况，曾接受过何种药物治疗，此次发病有无感染、手术创作、肾毒性药物使用、血压控制不佳、高蛋白饮食等诱发和加重因素。

（2）有无食欲不振、恶心呕吐、口中尿臭味、呕血、黑粪等消化道症状。

（3）有无乏力、面色苍白、皮下出血、鼻出血、月经过多等贫血、出血情况。

（4）高血压或心功能不全出现的时间、程度、药物控制情况。

（5）有无疲乏、失眠、抑郁、精神异常、昏迷等尿毒症脑病症状。

（6）有无皮肤瘙痒、骨痛、自发性骨折等症状。

（7）既往史中有无肝炎、糖尿病及其他系统疾病史。

（8）家庭史中有无肾脏病及其他家族遗传性疾病史。

（9）生活条件、环境职业史中有无有毒、有害物质接触史。

2. 体格检查

作全身体格检查时更应注意以下体征：

（1）望诊：①患者一般情况。体位、体型、意识、营养状况、有无贫血貌、有无颈静脉怒张。②皮肤有无出血点、淤斑、色素沉着。③水肿部位及程度。

（2）触诊：心尖搏动、有无震颤、肝脾有无肿大。

（3）叩诊：心界是否扩大，腹部检查时注意有无移动性浊音。

（4）听诊：心肺听诊，注意有无心包摩擦音。

（5）其他检查：肾脏 B 超检查（肾脏大小）、血常规（血红蛋白）、肾功能、内生肌酐清除率等。

第十三节　脊柱及四肢检查

何为脊柱的正常生理弯曲？何为脊柱的后凸、前凸、侧凸？

何为膝外翻及膝内翻？

试述杵状指、匙状指的特点，常见于哪些疾病？

一、脊柱检查

查看有无畸形（侧凸、前突、后凸）、运动、压痛。

二、四肢检查

查看有无关节（肿胀、发红、浮肿、畸形或变形、功能的丧失）、肌肉（发育程度）杵状指、手指震颤，下肢静脉曲张、水肿。

第十四节　外生殖器、直肠、肛门检查

一、外生殖器

（1）男性：阴毛分布、外生殖器发育情况、包皮、尿道分泌物、阴茎（阴茎头炎、尿道旁脓疡、疱疮、肿瘤），睾丸及附睾（附睾炎睾丸炎、肿瘤），阴囊（水肿，阴囊积液，精索静脉曲张、阴囊炎）。

（2）女性：阴毛分布，外阴发育、阴道口分泌物等。

二、肛门

肛门裂、脱肛、痔疮、瘘管、大便颜色、分泌物，必要时作直肠指检（图 2-24）

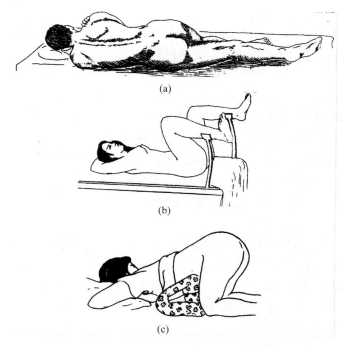

图 2-24　直肠指检及妇科检查等患者所取的位置
(a) 左侧卧位(席姆 Sim's 位)　(b) 膀胱截石位
(c)胸膝(膝肘)位

第十五节　神经系统检查

一、反射的检查法

（一）浅层反射

1. 角膜反射

用一小棉签抽出一丝棉花纤维,若检查右眼,叫患者向左侧看,用棉花纤维轻触右眼角模的边缘,若检查左眼则嘱患者向右看,棉花纤维轻触左眼的角膜边缘,被刺激的一侧的眼睑立即闭合,同时另一侧的眼睑亦闭合。反射弧的向心神经为三叉神经的第一分枝,反射中枢位于脑桥,冲动经颜面神经传至眼轮匝肌,使眼睑闭合。

神经浅反射及深反射各包括哪几项?其检查方法如何?

2. 腹壁反射

患者取仰卧位,腹壁须完全松弛。用回形针或木针轻划腹壁,由外向内划,方向与躯干轴垂直。划腹壁上、中、下三部各一次。先划一侧,再划另一侧。腹壁反射分为上、中、下三部位,在脐上者为"上腹反射",在脐旁者为"中腹反射",在脐下者为"下腹反射"。腹壁反射存在时,可看到腹壁肌肉收缩,致脐孔及白线移位。反射中心在胸段第 7～12 神经节、胸神经等传导之。在肥胖、衰老及多次生育的患者,及有腹部手术病史者不易获得此反射,当锥体束受损时腹壁反射消失。

3. 提睾反射

用针轻划大腿内侧的皮肤,同侧的提睾肌即收缩而使睾丸上举。反射弧的中枢在腰髓第一、二节。正常人的提睾 反射均可引出,但两侧可能不等。在老年人或腹沟疝、阴囊积水、精囊静脉曲张、睾丸炎、附睾炎患者中,提睾反射可消失。锥体束受损时提睾反射亦消失。

4. 跖反射

医师用一手握患者小腿近踝部位,另一手用回形针(或钝针木针)或叩诊垂柄的尖端轻划足跖的外侧,自跟部起向前划,划的行径如图 2-24 所示。反应为足趾向足跖面屈曲,常伴有踝部的背屈及阔筋膜张肌的收缩。反射弧通过腰髓第五节及骶髓第一、二节。跖反射亦可称为巴彬斯基征阴性(图 2-25、图 2-26(a)、(b))。

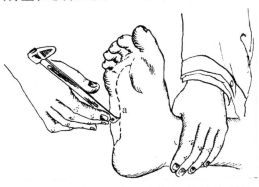

图 2-25　跖反射的引出,a 虚线表示划刺的部位

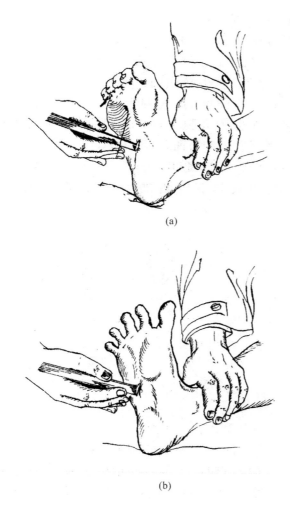

(a)

(b)

图 2-26　巴彬斯基征阴性与阳性

（a）巴彬斯基征阴性　（b）巴彬斯基征阳性

　　注意：巴彬斯基阳性时，拇指向足背屈曲，其他脚趾呈扇形散开。

　　（二）深层反射

　　患者的肢体必须尽可能放松（嘱患者必须放松肢体），且两侧肢体必须保持对称。检查时须转移患者的注意力，嘱患者将两手手指互相钩住用力拉，或医师有意与患者谈话。

1. 膝腱反射

患者可取坐位或仰卧。

（1）坐位检查时患者须在椅子上坐直，两大腿下1/3在椅缘之外，两小腿屈曲，与膝关节应成约120°角，故两脚是相当向前伸的，两脚轻松地踏在地板上，医师将一手轻放在患者大腿上面，恰在膝部以上之处（获反应时，此手能同时感觉到股四头股的收缩）。用另一手（通常是右手）执叩诊锤叩击髌骨下（即髌骨和胫骨之间处，亦即股四头肌腱固着的地方）。两侧先后检查（图2-27）。

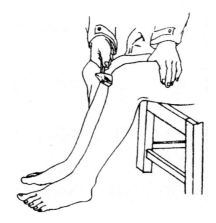

图 2-27　检查腱反射的正确方法

（2）卧位检查时，医师将左前臂及左手放在患者两膝后面以支持其两大腿，两大腿及两小腿均须略屈曲，两足跟 轻搁床上，右手执叩诊锤在两侧先后进行叩击。

［注］　如患者体重很重、大腿甚粗，医师（尤以女医师）用一臂及一手支持患者的两大腿不能胜任时，可先支持患者一侧下肢进行检查，然后再支持另一侧下肢进行检查（图 2-28）。

附：另一种方法（较少用）为患者取坐位，一腿膝后部搁在另一腿的膝部上面。上面的小腿及足荡空，下面的足部踏在地板上，叩击如上述方法。如一种方法失败，可试用另一种方法。

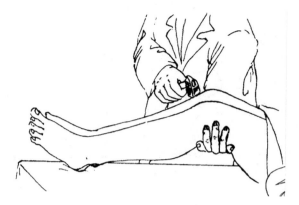

图 2-28　患者卧床时检查膝腱反射的正确方法

　　正常反应为股四头股收缩,小腿略伸展。膝腱反射受股神经的支配,反射中心在腰髓第二至第四节。膝腱反射在正常人中很少不能引出。

　　2. 跟腱反射

　　嘱患者跪在椅子上,足部悬空在椅缘之外。医师一手轻挡住足趾跖(图 2-29)。如患者躺在床上,可取仰卧位,两大腿略外展,小腿屈曲,亦略外展,医师一手握患者足趾(图 2-30(a))或患者取俯卧位,小腿屈曲 90°,足与小腿约成 100°,一手轻挡足趾跖面(图 2-30(b))。另一手用叩诊锤叩跟腱,反应为踝部跖方屈曲,是腓肠肌收缩所致,反射中心在骶髓第一、二节,受坐骨神经的分

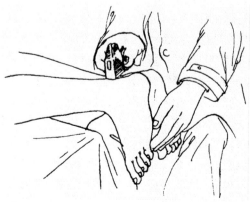

图 2-29　检查跟腱反射的正确方法

枝胫神经的支配。两侧先后检查。

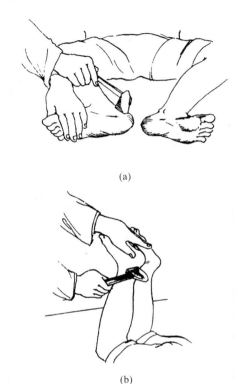

(a)

(b)

图 2-30　患者卧床时两种检查跟腱反射的方法

3．肱二头肌腱反射

患者前臂稍内转。在肘部半屈曲,放在医师左前臂上,医师的左拇指恰能轻压在患者的二头肌腱上,用另一手执叩诊锤叩击医师的左手拇指。反应为二头肌收缩,表现为前臂呈快速的屈曲运动。反射中心在颈髓第五、六节。受肌皮神经支配(图 2-31)。两侧先后检查。

4．肱三头肌腱反射

医师以左手握患者前臂,半屈其肘,医师的手不可放在三头肌腱上。另一手执叩诊锤叩击鹰嘴突稍上面的三头肌腱处。反应为三头肌收缩,表现为肘的伸直而前臂伸展。反射中心在颈髓第七、八节,受桡神经控制(图 2-32)。先后检查两侧。

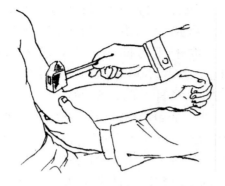

图 2-31　检查肱二头肌腱反射的正确方法
（图示打叩锤尚未叩及医师左手拇指）

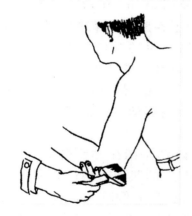

图 2-32　检查肱三头肌腱反射的正确方法

（三）病理反射

1．锥体束征

（1）巴彬斯基（Babinski）征：若施行跖反射检查时，足跖不屈，而蹞趾反向足背屈曲，同时其他脚趾呈扇形展开（图 2-26b），则为巴彬斯基征阳性（注：仅有蹞趾向足背屈曲亦应作为阳性）。先后检查两侧。正常的跖反射即是巴彬斯基征阴性，巴彬斯基征阳性见于锥体束受损时，可在意识不清或深睡时出现。锥体束受损时，尚有以下一些病理反射，其反应与巴彬斯基征相同（仅两趾背屈亦为阳性）。

（2）Oppenheim 征：医师用右手拇指及食指进行检

病理反射-锥体束征包括哪些内容？它们的检查方法及其临床意义是什么？

何为"脑膜刺激征"？其检查方法如何？

查,检查患者两侧皆用右手。医师拇指伸直、食指屈曲,用拇指掌面及食指第二指骨背侧夹置患者胫骨前面膝下之处。从上向下用力推压。检查患者右侧时医师拇指用重力,检查患者左侧时医师食指用重力,即两侧都是用力压在患者胫骨的前内侧面上。

（3）Cordon 征:用强力压迫腓肠肌（医师用手在后面握住患者腓肠肌压迫）而引出。

（4）Chaddock 征:用尖的器具由外踝外侧围绕划而引出。有时巴彬斯基阴性,而这几种检查之一为阳性。

（5）何福曼（Hoffmann）征:医师用一手扶住患者的手,使患者的手在腕部向背侧屈曲,并使各手指轻度屈曲。医师用另一手的食指及中指握住患者该手的中指,用拇指敲击患者中指的指甲。先后检查两侧。正常时患者的拇指不出现任何动作。何福曼征阳性时,患者的拇指作屈曲及内展运动。此征阳性可见于锥体束受损的疾病中。

（6）阵挛:阵挛是指在腱反射明显增强的情况下强力牵引肌腱而产生的肌肉节律性收缩。

• 髌阵挛:患者取仰卧位,下肢伸直。医师用拇指和食指握住髌骨上缘,用力向下推动,其反应为髌骨呈现节律性的上下运动,先后检查两侧。

• 踝阵挛:患者取仰卧位,下肢在髋及膝关节部屈曲。医师一手握住患者的小腿,另一手握住患者足趾,并用力使患者的踝关节背曲,其反应为足的节律性运动。先后检查两侧。

膝阵挛和踝阵挛的出现说明膝腱反射和跟腱反射显著增强,可见于锥体束受损时或精神神经紧张时。

2. 脑膜刺激征

（1）颈强直:有脑膜刺激时,托着患者的后颈部向前屈曲（检查时去除枕头）。患者的头部不能前屈,为颈强直征阳性。

（2）克匿格（Kernig）征：患者取仰卧位。医师一手握住患者大腿，使大腿与躯干成90°，小腿在膝关节处屈曲。另一手握住其足跟或踝部，使小腿在膝关节伸直（图 2-33）。在 135°以内出现抵抗或沿坐骨神经发生疼痛者为阳性。有时还可引起对侧下肢屈曲（检查时患者另一侧下肢必须平放在床或检查台上）。

（3）布辛司克（Brudzinski）征：嘱患者仰卧，两下肢伸直平放在床上，医师一手托住患者后颈部使下颌与胸部接近，（检查时去除枕头）另一手按其胸前，此时如患者下肢在膝关节和髋关节处自动屈曲，为布辛司克征阳性。

（1）、（2）、（3）三项皆为神经根受牵引而引出的病理反射，提示脑膜受刺激。

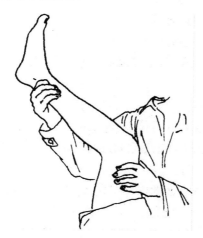

图 2-33　克匿格（Kerning）征的正确检查方法

[注]　（1）如叩诊锤的橡皮头子为三角形。对成人用大头叩打，对儿童及瘦小的成人中用小头叩打。

（2）常规体格检查中，如患者未伴有神经系统紊乱表现，反射一般只要检查膝腱反射、巴彬斯基征及克匿格征。必要时增加其他反射检查。如患者被疑诊有神经系统疾病则应检查所有反射，必要时加其他神经系统检查或请神经内科医师会诊。

二、感觉检查法

检查必须细致耐心，环境要安静，避免分散患者注意力（因检查结果取决于患者的反应）。要充分取得患者的合作。让患者闭眼，对每一型感觉分别进行检查。将检查结果（感觉过敏区、感觉减低区、感觉消失区）在图表上用符号分别标出。为了对比检查的结果，一般在检查时应刺激躯干和肢体的对称部分。记录哪一种感觉发生障碍及其发生部位。

（一）浅感觉

（1）检查触觉可用棉花或纸条轻触患者的皮肤，比较身体两侧对称部感觉是否相等。

（2）检查痛觉可用大头针刺皮肤，每次针刺的力量与时间应尽可能均等。

（3）检查温度觉可用盛有温水（40～45℃）或冷水（5～10℃）的试管分别接触皮肤，患者闭目辨别温度的变化。

（二）深感觉

（1）检查深部的位置运动时，医师轻握患者手指或脚趾做屈曲运动，嘱患者闭目辨别哪个手指或脚趾被移动及移动的方向。

（2）检查震动觉时，将震动的音叉（C128～256）置于身体四肢的骨突部。正常人能感出音叉的震动及震动的停止。

三、运动检查法

（1）注意患者全身肌肉的营养状况，是否有个别肌肉或一组肌肉有萎缩现象。

（2）观察患者在静止时肢体的位置，姿势及行动时的步态，有无不自主运动，肢体各部在被动运动时运动范围及肌张力。

（3）嘱患者自动地移动肢体，注意自动运动范围及肌张力。

（4）共济运动检查，有下列试验：

· 昂白（Romberg）试验：患者闭目直立，两手下垂，两脚靠拢，若患者此时向左、右摇摆不定或有跌倒感，即为昂白征阳性，表示患者有共济失调。

· 指鼻试验：患者闭目端坐，一手向外侧伸直，然后嘱其弯曲肘部，试用食指点在自己鼻尖上。注意患者完成这种运动的准确性及在运动中的手有无颤动。继试另一手。有共济失调时，食指常远离鼻尖、不能点着。

· 跟膝试验：患者取仰卧位，用一脚的跟部放在另一下肢的膝盖部，试将足跟沿小腿前部表面向下推动至大趾处。注意动作是否正确，有共济失调的患者不能圆满完成此动作。

第三章　病史编写

一、病历的构成和排列的顺序

病史采集及体检过程中应注意的事项。

病历一般包括下列各项内容,排列顺序如下(项目及顺序各医院根据具体情况可有增减而不同,下列所示仅为病历范例)。

(1) 体温图表(出院时应放在最后一页)。

(2) 医嘱单(出院时改放在体温图表之前)。

(3) 实习医师所写病史。

(4) 住院医师所写入院录。

(5) 病程记录。

(6) 会诊记录。

(7) X 线检查报告,病理检查报告,常规化验报告,特殊化验报告等(均分别粘贴在一张纸上)。

(8) 出院记录。

(9) 封面页(出院后移置在病历最前一页)。

二、完整病史记录的内容

(一) 病史(编写程序)

病史一般包括以下项目:

试述完整病史记录的内容及其编写的方法。

(1) 一般项目。

(2) 主诉。

(3) 现病史。

(4) 既往史。

(5) 系统回顾。

(6) 个人史(婚姻史、月经史、生育史)。

(7) 家族史。

(二) 体格检查

下列仅为应检查的各项示范,作为参考之用。必要时应有所增加,某一种重要的发现更应详尽地记录;初学者应养成系统检查的习惯,在熟练后可按病情省略某些内容,或填写印好的简化体格检查记录单。

1. 一般情况

外观的年龄估计、营养情况、面容与表情、身高及体重、体形、体温、脉搏、呼吸、血压、体位、步态、神经状态(意识、精神与神经系统的一般状态,言语情况)。

2. 皮肤

颜色、弹性及温度、皮疹、淤点、瘢痕、毛发分布、纹理、皮肤有无溃疡、泌汗、指甲的不正常。

3. 淋巴结

位置、大小、移动性、质地、数量、及周围组织的关系。

4. 头部及其器官

(1)面:表情、对称度,有无异常的病容。

(2)头:头皮、颞部血管、压痛、畸形、活动。

(3)眼:眼球突出及陷落、张力、运动、眼睑情况、瞳孔及瞳孔对光反射,结膜、巩膜、角膜(必要时包括眼底、视力、视野)、虹膜。

(4)耳:外耳有无畸形,耳郭提痛,耳道、听觉(空气及骨传导),有无乳突压痛。

(5)鼻:外观,黏膜、鼻中隔、鼻通畅情况,分泌物及出血,鼻旁窦区有无压痛。

(6)口:唇、黏膜、齿龈,牙齿、舌(巨舌、舌偏斜、舌苔),扁桃腺、腭、咽喉,气味、腮腺。

(7)颈:活动度、颈动脉搏动、颈静脉怒张,甲状腺大小、轮廓及血管杂音,气管位置。

(8)胸部:皮肤、乳部(乳头、块状物),胸廓(形状、对称度、后前及左右径比率),有无异常搏动,蜘蛛痣,胸部有无静脉显怒。

(9)肺:按望、触、叩、听分项检查及记录。

(10)心脏:按望、触、叩、听分项检查及记录。

（11）腹部：按望、触、叩、听分项检查及记录。

（12）生殖器：肿瘤，疮，瘢痕，压痛、分泌物、阴茎、包皮（勒回度及检查）睾丸，附睾，阴囊，注意第二性特征的存在或缺如。阴道检查（必要时施行，限于已婚女子；未婚女子有必要时可做手指直肠检查），外生殖器（附：阴户，分泌物，直肠膨出）。

（13）肛门：括约肌张力，前列腺（大小、坚度、压痛）、块状物、痔疮、大便颜色。

（14）背部（包括脊柱）：弯曲，对称度、能动性，脊柱及骨盆压痛。

（15）四肢：注意臂、腿、手、足的大小、形状及与躯干的关系，瘢痕，创伤，红肿、压痛、凹陷性水肿，温度，皮肤及指甲，静脉曲张，杆状指，关节。

（16）神经系统检查（反射）：二头肌腱、三头肌腱、膝腱、跟腱等反射，巴彬斯基（Babinski）征，克匿格（Kernig）征，布辛司克（Brudzinski）征，Oppenheim 征，Gordon 及 Chaddock 征等。

三、实验室检查

（1）血常规，必要时做出血及凝血时间测定。

（2）尿常规。

（3）粪常规。

以上检查按病情需要及时完成，必要时进行其他检查。

四、病史分析

如何掌握撰写一个完整的诊断？

病史撰写人根据病史、体格检查、已有的化验结果，结合本人所具备的理论知识（要不断提高及深入），对整个病史进行扼要分析，包括诊断依据及必要的鉴别诊断，据此而得出初步诊断。

五、初步诊断

列举已确定的诊断或可能的诊断，按规定的写法记载（对同一病情如有几个可能的初步诊断应按其可能性大小顺序排列），如有多种疾病，则诊断可按主次分为主要诊断、次要诊断、伴随诊断、并发症诊断等。

六、检查及治疗计划

根据初步诊断，拟订一个当前的治疗方案和进一步检查的方案，以后根据需要进行修改与补充。

七、签名

记录者在"初步诊断"下面签名，住院期间须增添的内容在病程演进中记录。

八、病程演进

此项应另起篇幅，记录患者在住院期内的经过应包括：

（1）患者的症状、睡眠、饮食情况、病情的发展经过，新症状出现及体征的改变，并发症的发生。

（2）上级医师对病史、诊断及治疗的意见。

（3）特殊检查的结果及判断、特殊治疗的结果及其反应，重要医嘱的更改及其理由。

（4）各种会诊的意见。

（5）新诊断的确定或诊断的修改，并说明其根据。

（6）对住院时间较长的患者，应定期作出小结（可将资料整理列为图表）。

（7）病程记录应每日或隔数日撰写，危重患者需随时记录。

九、转科记录

待会诊科同意接受患者转科后录之，包括病历小结诊断及转科的理由、已接受的治疗以及应继续的治疗。

当患者由他科转入本科时，应将患者的病情作一摘要，以便了解患者以往的诊治经过。

十、出院记录

记录出院日期，住院天数，入院诊断，重要的病史，症状、体检及化验结果、治疗经过，出院时的情况（包括重要的体征），出院时对患者的劝告及要求（如何休养、饮食的注意，生活习惯的安排，续服何种药物及须服用的时间，何时复查，何时开始工作），最后诊断（即出院诊断）。

十一、死亡记录

如患者死亡，死亡后须即予记录，包括全部病史的摘要，死亡时间及情况、死亡原因及最后诊断。对死亡患者，尤其是疑难病例，应努力争取尸体解剖，将结果记入病历中。

[注]　（1）在病历中作任何记录后，应签名，以示负责，并在必要时可供查询。

（2）病历中的字迹必须清晰易辨，不可使用褪色液或橡皮涂擦；亦不可用刀片刮除记错处，应将记错处用"—"划去后再记正确内容。

（3）检查异性患者时最好有护士或第三者在场。检查阴道及直肠时，必须有护士伴随。

第四章　心电图检查

心脏机械性收缩之前，必先发生心肌激动（兴奋），由此产生微小电流，心脏的激动由窦房结开始，在兴奋心房的同时激动经结间束、房室结、房室束、左右束支，传导纤维网（蒲肯野纤维）顺序传导至心内膜引起心室肌除极。人体、体液是一导电体，心脏激动所形成的电流能传导到身体各部，在体表可测到心脏激动时电位的变化，将体表任何两点（如左右两臂）连接于电流计（心电图机）的两端形成电路，用心电图机记录下体表电位的变化即为心电图。

一、描记心电图的操作方法

（1）患者取卧位（如患者不能平卧，可取坐位），并在事前对其进行解释，此种检查并无痛苦，以使患者心神安定，如此可避免患者的肌肉震颤所产生的干扰。

（2）患者所在房间应温暖，患者身上应有足够的衣服或毯子以免患者因寒冷而颤抖，致心电图记录中发生干扰。检查室应远离 X 线室，短波电疗室等，以避免外来电波干扰。

（3）患者来检查时，应附上其临床简史，说明血压情况及是否服用过影响心电图的药物如洋地黄等。

（4）在患者的左、右臂（前臂下 1/4 前面）、左腿（小腿下 1/3 内侧面）、胸前（按放电极处）均匀涂擦减少皮肤阻抗的油膏或生理盐水，所擦范围略大于将安放的电极板，同样处理右腿（用于接地线）然后一一按上电极板。

（5）患者身体避免与其他金属物或他人身体接触。

（6）将描记器开启，校正标准，定标 10mm 等于 1mV，纸速为 25mm/s。

（7）进行描记时，按次记录各导联的心电图，若为12导联同步记录的心电图机，则一次记录即可。

二、导联

记录心电图常用导联的名称及其连接方法。

描记心电图时，先将金属小板（电极板）置于体表两点，再将导程线与心电图机相连构成电路即为导联，常用导联有下列数种：

（一）标准肢导联

标准肢导联又可分为Ⅰ、Ⅱ、Ⅲ导联。

（二）单极导联

标准肢导联反映身体两个部位的电位差，故又称双极导联。为了能达到探查身体一个部位电位变化的目的，将左右两臂与左下肢3个肢体各通过5 000Ω 电阻，连接到一中心点（即 Wilson 中心电端），中心电端的电位在心脏激动时几乎等于零。再将心电描记器中电流计的负极与中心电端连接，而将正极连接探查电极，放置在欲检查的部位，所得图形即为探查电极所在部位的电位变化。这种导联称为单极导联。

根据探查部位，单极导联又可分为单极胸导联（用 V 代表）与单极肢导联（用 VR，VL，VF 代表）。

1. 单极胸导联：V_1、V_2、V_3、V_4、V_5、V_6。

探查电极位置如下：

V_1：胸骨右缘第 4 肋间；V_2：胸骨左缘第 4 肋间；V_3：V_2 与 V_4 连线的中点；V_4：左锁骨中线与第 5 肋间相交处；V_5：左腋前线与 V_4 同一水平位；V_6：左腋中线与 V_4 同一水平位。

在必要时，还需记录 V_{3R}、V_7、V_8 等导联。V_{3R} 位于右胸壁相当于 V_3 在胸壁的位置。V_7 安放在左腋后线上，V_8 安放在左肩胛骨下角线上，均与 V_6 同一水平位。

2. 加压单极肢导联：avR、avL、avF。

由于 VR、VL、VF 记录时波形低小，故目前采用加压单极肢导联，用 avR、avL、avF 表示。即在描记某一个肢体的单极肢导联心电图时,将上述中心电端与拟探查的肢体连接取消。例如,记录 avR 导联时,把右臂和中心电端的连接取消,仅将探查电极放在右臂,这样得出的图形和 VR 相似,而电压高出 50% 图形增大,易于分析。avL、avF 照此类推。

三、正常心电图

P 波、QRS 综合波各代表什么?

每一心动周期在心电图记条纸上描记出一组波形。包括 4 个波(P、QRS、T 及 U 波)和两个段(P-R 段;ST 段)、两个间期(P-R 间期;Q-T 间期)所组成。

(一)掌握心电图的各波,段及间期(图 4-1)

(1)P-R 间期:自 P 波起点至 QRS 波起点。

(2)QRS 综合波。

(3)S-T 段:自 QRS 波终点至 T 波起始点的一段。

(4)T 波、U 波。

(5)Q-T 间期:自 QRS 起点至 T 波终点。

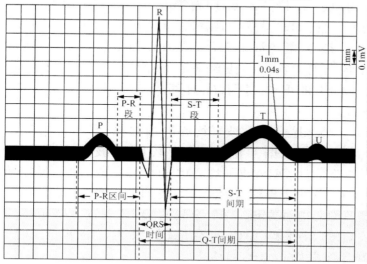

图 4-1　正常典型心电图波组及心电图图纸组成

(二)心电图记录纸的组成

心电图上有由直线和横线划分成的许多小格。

(1)横线:代表时间,记录心电图时记录纸的速度每秒移动 25mm,因此每一小格(1mm)等于 0.04s。

（2）直线:代表电压(振幅),如果输入定标为 10mm 等于 1mV 时,使基线向上或向下移位 1mm,就等于 0.1mV(图 4-1)。

（三）测量心电图方法

试述正常心电图和心房纤维颤动的心率计算方法。

1. 心率的测量

有以下两种方法:

（1）数 6 个大格(一大格为 1s)中的 R 或 P 波的数目,乘以 10,即为每分钟的心率数(常用于心律极不规则时)。

（2）测定 P-P 间距或 R-R 间距的时间,代以下列公式:

$$心率(次/min) = \frac{60(s)}{P\text{-}P\ 或\ R\text{-}R\ 间距(s)}$$

2. 各波振幅、时间及间期的测量(图 4-2)

（1）测量各波振幅,应自等电位线的上缘垂直量到波的顶点:测量其深度,应自等电位线的下缘垂直量到波的最低处;如波呈双相,则应上下波的值相加为其振幅。

（2）测量各波的时间,应由其凸出点开始计算。例如,向上的 P 波时间应自基线下缘开始上升之处量到终点。向下的 P 波时间,应自基线上缘开始下降处量的终点。

（3）测量 QRS 波平均心电轴方法。

如何应用目测法来测量 QRS 波的平均心电轴。

目测法根据Ⅰ导联和Ⅲ导联 QRS 波群的主波方向可约略估计 QRS 波平均心电轴有无左或右的偏移。例如,Ⅰ、Ⅲ两个导联 QRS 波主波的方向相反,表示 QRS 波平均心电轴左偏;两个导联的 QRS 主波方向相对,表示 QRS 波平均心电轴右偏;如果主波都向上,便无 QRS 波平均心电轴偏移。

振幅法例如Ⅰ导联的 QRS 波群的代数和(＋2.5),点于三角形的Ⅰ线上,从此点作一垂线。以Ⅲ导联的 QRS 波群的代数和(＋2.1)点于三角形的Ⅲ线上,从此点作一垂线。两条垂直线相交的一点与圆的中心点的

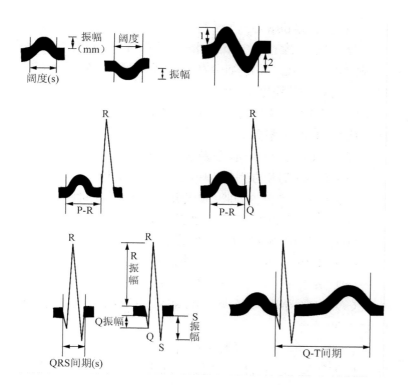

图 4-2　各波的振幅、时间、间期测量

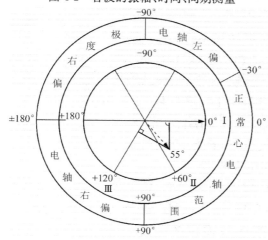

图 4-3　振幅法测定心电轴

连线并延长至圆周,即为 QRS 波群的平均心电轴的度
数(图 4-3)。

（四）心电图的分析程序

分析之前检查所描记的图有无技术上的误差，电压是否校正至标准，并仔细分析每一导联每一个心动的各波段，继依下列程序分析。

（1）心房率及其节律、心室率及其节律（窦性心律时心房率和心室率是一致的）。

（2）P波的方向、形态及振幅、时间。

（3）P-R间期的测定（一般测量标准Ⅱ导联）。

（4）QRS综合波的各波的形态、振幅及时间。

（5）S-T段的形态及移动范围。

（6）T波的方向、振幅及形态。

（7）QRS波的平均心电轴的测量。

（8）察看P与QRS-T的互相关系。

（9）将各导联分析所得的结果加以综合分析后，作出心电图诊断。

（五）心电图正常值的范围

（1）P波：大部分导联呈圆钝形，时可有轻度凹迹，窦性心律心电图P波在Ⅱ导联直立，在avR导联为倒置。

时间：不超过0.11s。

振幅：肢体导联不超过0.25mV，胸导联不超过0.2mV，P波较小时一般的临床上无重要意义。

（2）P-R间期：通常随心率和年龄而异。

成年人P-R间期在0.12～0.20s之间，老年人心率缓慢60次以下，P-R间期可达0.21s。

（3）QRS波群。

时间：成年人：0.06～0.10s。

波形和振幅：V_1、V_2呈rS型，r波之前无Q波，但可呈QS型，r波振幅多在0.2～0.3mV之间，成年人一般不超过0.7mV，S波振幅不超过1.5mV。V_5、V_6呈qR、qRs、Rs型，R波振幅1.2～1.8mV之间，不超过2.5mV。V_3、V_4导联R波和S波的振幅大致相等。

熟记下列正常值：①p波的时限与振幅；②P-R间期；③Q波的时限与振幅；④QRS波的时间；⑤V_1、V_3、V_5的QRS波形态；⑥T波的振幅，方向；⑦S-T段的形态和偏移范围。

Q波：正常 Q 波振幅不超过同导联 R 波的 1/4,时间不超过 0.04s。

（4）S-T 段：正常的 S-T 段为一等电位线,可以轻微向上或向下偏移。但任何导联中 S-T 段向下偏移不应超过 0.05mV,并应注意向下移位的 ST 段的形态。S-T段向上偏移在肢导联和 V_5、V_6 导联均不应超过 0.1mV。

（5）T 波。

方向：与 QRS 波群的主波方向一致。Ⅰ、Ⅱ、V_4～V_6 导联直立。avR 导联倒置。Ⅲ、aVL、aVF、V_1～V_3 导联可直立、双相、倒置,T 波如 V_1 直立,V_3 导联就不应倒置。

振幅：在以 R 波为主的导联中,T 波振幅不应低于同导联 R 波的 1/10,胸导联 T 波时可高达 1.2～1.5mV,但 V_1 一般不超过 0.4mV。

（6）Q-T 间期：Q-T 间期长短与心率快慢密切有关,当心率在 60～100 次/min。Q-T 间期的正常范围在 0.32～0.44s 之间。QTc 是校正后的 QT 间期一是指心率在 60 次/min 时的 QT 间期。计算的公式是：

$$QTc = \frac{Q\text{-}T \text{间期}(s)}{\sqrt{R\text{-}R \text{间距}(s)}}$$ QTc 的正常最高值为 0.44s。

四、常见异常心电图诊断标准

（一）心房肥大

1. 左心房肥大

（1）P 波增宽顶端呈双峰,峰距≥0.04s,又名二尖瓣型 P 波。

（2）P 波时间>0.11s。

（3）V_1 导联 P 波先正后负,负向波增宽,后者称终末电势(terminal force,简称 ptf)测量方法；ptf V_1＝V_1 P 波后半段负向波的深度(mm)×宽度(s)。左房肥大时 ptf V_1>－0.04 mm·s(负值增大)。

什么叫异常 Q 波？

如何测量心电图各波的时间、振幅、P-R 间期、QT 间期？

试述左右心房肥大及左、右心室肥大的心电图特征。

2．右心房肥大

（1）P 波高耸而尖，又名肺型 P 波。

（2）P 波振幅增高肢体导联＞0.25mV，胸导联＞0.2mV。

（二）心室肥大

1．左心室肥大

（1）QRS 波电压增高：V_5 导联 R 波＞2.5mV，V_1 导联 S 波＞1.5mV。$RV_5＋SV_1＞3.5mV$（女），＞4.0mV（男）。Ⅰ导联和 avL 导联 R 波分别＞1.5mV 和＞1.2mV。avF 导联 R 波＞2.0mV。Ⅰ导联 R 波振幅＋Ⅲ导联 S 振波振幅＞2.5mV。

（2）QRS 波平均电轴左偏，但不超过－30°。

（3）QRS 波时限可略增加，但不超过 0.11s，V_5 导联的室壁激动时间＞0.05s。

（4）在以 R 波为主要导联中可出现 ST 段下移和 T 波平坦、双向甚至倒置。

有些作者将 QRS 波电压增高合并有 ST-T 改变者，称为左心室肥厚伴劳损。

2．右心室肥大

（1）QRS 波形态和电压的改变：① V_1 导联 QRS 波呈 qR、Rs、R、或 rsR′型。② V_1 导联 R/S＞1：V_5 导联 R/S≤1，显著顺钟向转位。③ V_1 导联 R 波振幅增高＞1.0mV，$Rv_1＋SV_5＞1.2mV$。④ avR 导联 R 波振幅＞0.5mV，r/q＞1。

（2）QRS 波平均心电轴显著右偏＞＋110°。

（3）V_1 导联的室壁激动时间＞0.03s。

（4）出现反映心房肥大的肺型 P 波或二尖瓣型 P 波。

（5）ST-T 波变化：右胸导联及标准Ⅱ、Ⅲ导联常出现下斜型 ST 段压低和 T 波平坦或倒置。

（三）心肌梗死

1. 急性心肌梗死的心电图诊断依据

（1）在面对梗死区的导联记录到坏死型的 Q 波，"损伤型"的 ST 段弓背向上的抬高和 T 波倒置。

（2）虽未记录到坏死型 Q 波，但记录到损伤型的 ST 段弓背向上的抬高并伴有 ST-T 波的动态变化。

（3）背离梗死区的导联可记录到 R 波振幅增高和 ST 段压低、T 波振幅增高（心肌梗死心电图诊断主要根据 1、2 两点）。

2. 急性心肌梗死心电图演变及分期

（1）急性心肌梗死的早期。在发生心肌梗死的最初时间，无异常 q 波出现，仅有 ST 段或 T 波变化，面对梗死区导联可记录到：①T 波高耸，基底变狭；②ST 段与 T 波融合，ST 段与 T 波之间的钝角消失形成巨大的 T 波；③ST 段弓背向上抬高，早期的改变持续数分钟或数小时。

试述急性心肌梗死的基本图形。

（2）急性心肌梗死的急性期。继早期之后出现异常的 Q 波（或 QS 波），ST 段弓背向上抬高与 T 波融合成单向曲线，经过数小时、数天或数周，抬高的 ST 段渐渐下降，T 波逐渐倒置，直至 ST 段回复至基线进入近期（又称亚急性期）。

试述急性心肌梗死的心电图演变及分期。

（3）急性心肌梗死的近期。ST 段已回复至基线，近期的变化是 T 波由浅的倒置演变到深的倒置（T 波变化一般在 2～3 周内达最显著程度），而后又由深的倒置渐渐演变为浅的倒置，经数月恢复至正常状态，而另有一些患者当 T 波演变至深度倒置后恒定不变。异常 Q 波（或 QS 波）继续存在。

（4）急性心肌梗死的陈旧期。此期心电图表现是，异常 Q 波（或 QS 波）伴有或不伴有深度倒置的 T 波。异常 Q 波常年不消失，个别患者在心肌梗死的愈合过程中瘢痕组织缩小，因此 Q 波缩小，甚至消失。

3. 心肌梗死的定位诊断

根据心肌梗死典型的心电图变化发生在哪些导联

来判定。

（1）前间壁心肌梗死。典型心电图变化见于 $V_1 \sim$ V_2 导联（V_3 导联）。

（2）前壁心肌梗死。典型变化见于 $V_2 \sim V_4$ 导联，V_1 导联中 R 波清楚可见，说明室间隔未曾梗死。

（3）前侧壁心肌梗死。典型变化见于 $V_4 \sim V_5$ 导联伴或不伴 I、avL 导联。而对应面的 II、III、avF 导联可见 S-T 段压低 R 和 T 波振幅升高。

（4）广泛前壁心肌梗死。典型变化见于 $V_1 \sim V_5$ 导联。有时可波及到 I、avL 导联。

（5）下壁心肌梗死。典型变化见于 II、III、avF 导联。

（6）后侧壁心肌梗死。典型变化见于 $V_6 \sim V_7$ 导联。

（7）高侧壁心肌梗死。典型变化见于 I、avL 导联。

（8）正后壁心肌梗死在常规 12 导联中无典型梗死图形见到，在 $V_7 \sim V_8$ 导联可见到梗死的图形，由于正后壁心肌梗死后该处心肌无除极向量产生，因此它的对应面即 $V_1 \sim V_2$ 导联 R 波振幅增高，T 波高耸。

（四）心律失常

1. 窦性心律失常

窦性心律心电图表现即 II 导联 P 波直立，avR 导联 P 波倒置，P-R 间期 $\geqslant 0.12s$。

1）窦性心动过速

（1）具有窦性心律的心电图表现。

（2）心率 >100 次/min。

2）窦性心动过缓

（1）具有窦性心律的心电图表现。

（2）心率 <60 次/min（但一般不低于 40 次/min）。

3）窦性心律不齐

（1）具有窦性心律的心电图表现。

（2）P-P 间距不等，其互差＞0.12s。

（3）P 波形态恒定或逐渐发生变化（后者是由于窦房结内游走性节律所致）。

4）突性静止

（1）具有窦性心律的心电图表现。

（2）窦房结一时不发放冲动，即发生窦性静止。心电图中出现长的 P-P 间距，该长 P-P 间距不是短的 P-P 间距的倍数。窦性静止时间较长时常出现房室交接处性逸搏。

2. 逸搏与逸搏心律

正常情况下，窦房结自律性最高，房室交接处与心室内的自主节奏点受窦性冲动制约，在某些情况下窦性冲动不能及时抵达房室交接处时，房室交接处发放冲动称房室交接处性逸搏，若房室交接处由于某种疾病自律性亦降低而不能产生逸搏时，心室内的传导组织发出冲动产生室性逸搏。

1）房室交接处性逸搏

（1）逸搏发生前有一较长的间歇约 1.0～1.5s，逸搏与前一次心动的间距（逸搏间距）恒定不变（存在隐匿传导时例外）。

（2）房室交接处性逸搏频率 40～60 次/min。

（3）QRS 波形态呈室上性。

（4）逆行 P 波，若逆行 P 波在 QRS 之前，P'-R 间期＜0.12s，若在 QRS 波之后，R-P'约为 0.1～0.20s 之间，有时逆行 P 波隐埋在 QRS 波群中。

（5）房室交接处性逸搏连续出现 3 次或 3 次以上，称房室交接处性逸搏心律。

2）室性逸搏

（1）逸搏发生前有一个较长间歇，约＞1.5s。

（2）室性逸搏 QRS 波增宽，形态如同室性早搏。

（3）频率 20～40 次/min。

（4）若室上性冲动长时间不能下传至心室，室性逸搏连续出现 3 次或 3 次以上称室性逸搏心律。

3. 过早搏动

1）房性早搏

（1）提早出现 P′-QRS-T 波群，P′波与窦性心律的 P 波不同。

（2）P′-R 间期≥0.12s。

（3）QRS 波呈室上性，当伴有心室内差异传导时，QRS 波可畸形。

（4）代偿间歇不完全。

（5）未下传房早，仅有 P′波其后无 QRS 波群。

2）房室交接处性早搏

（1）提早出现 QRS-T 波群，其前或其后可出现逆行 P 波，P′-R 间期<0.12s。

（2）QRS 波呈室上性。

（3）代偿间歇多半完全。

3）室性早搏

（1）提早出现宽大畸形的 QRS-T 波群，QRS 波时间≥0.12s，T 波与 QRS 波主波方向相反。

（2）其前无与之相关的 P 波。

（3）代偿间歇完全（插入性或称间位性室性早搏无代偿间歇）。

早搏可偶发，亦可频发。当频发时可形成联律，每隔一次窦性心动出现一次早搏，称二联律，每隔两次窦性心动出现一次早搏称三联律，每隔 3 次窦性心动出现一次早搏称四联律。在同一导联出现多个早搏，若其形态与联律间距均相同，说明异位激动来自同一源，若 QRS 波形态不同（房性早搏看 P′波，室性早搏看 QRS 波的形态）联律间距不相等，说明异位激动非来自同一源，为多源早搏（多源房性早搏或多源室性早搏）。早搏连续出现 3 次或 3 次以上称为短阵心动过速。

在同一导联中早搏形态相同而联律间距不等，应考虑为并行心律，后者以室性并行心律为多见。以室性并

试述房性早搏和室性早搏及其二联律、三联律时的心电图特征。

试述各类早搏心电图特征的异同点。

84

行心律为例描述其心电图表现：①室性早搏与其前面窦性心动之间的联律间距不等；②室性早搏的长的 R-R 间距为其短 R-R 间距的倍数；③常出现室性融合波。

4．心动过速

1）阵发性室上性心动过速

阵发性室上性心动过速是由连续 3 次以上的房性或房室交接处性早搏所组成，临床上具有突然发作和突然停止的特点，一旦发作，心率突然显著增快，持续数分钟、数小时乃至数天，经治疗可突然停止，在心电图中常因心率过快，P′波辨认不清，此时无法区别房性或房室交接处性心动过速时，被统称为阵发性室上性心动过速。

（1）阵发性房性心动过速：①连续出现快而规则的 P′-QRS-T 波群，P′波与窦性不同。②P′-R 间期≥0.12s；③QRS 波呈室上性；④频率 160～240 次/min。

在某些情况下，由于房性冲动频率过快，房室交接处还未脱离不应期，或由于洋地黄过量而致房室交接处不应期延长，使房性冲动不能一一下传，引起部分房性冲动下传受阻，形成房性心动速伴不同比例的房室传导，可表现为 2∶1,5∶4,4∶3 等房室传导，亦可呈文氏型房室传导，由于上述情况可使房性心动过速的心室律不规则。

（2）阵发性房室交接处性心动过速：①连续出现快速的 QRS-T 波群，R-R 间距绝对规则，其互差不超过 0.01s,QRS 波呈室上性；②在 QRS 波之前或之后可出现逆行 P 波,P′-R<0.12s；③频率为 160～240 次/min；④当伴有心室内差异传导时，QRS 波增宽畸形，和室性心动过速极为相似，应加以鉴别。

2）非阵发性房室交接处性心动过速

非阵发性房室交接处性心动过速是房室交接处自律性增高的表现，多见于有心脏疾病的患者，如风湿性心肌炎、洋地黄过量、心肌梗死等。

试述短阵房性心动过速和短阵室性心动过速的心电图特征。

（1）QRS 波呈室上性；

（2）QRS 波之前或之后可有逆行 P 波，P′-R 间期<0.12s；

（3）可见到与 QRS 波群形成干扰性房室分离的窦性 P 波（若基本心律为房扑或房颤，则可见扑动波或颤动波）；

（4）因异位节律点不存在保护性传入阻滞，故当窦性冲动频率大于房室交接处心率时，窦性冲动就夺获心室，此时非阵发性房室交接处性心动过速消失；

（5）R-R 间距规则，当冲动存在外出阻滞时，R-R 间距变为不规则。

3）复发性持续性单形性室性心动过速（旧称阵发性室性心动过速）

（1）连续出现快速的宽大畸形的 QRS-T 波群，频率为 150～200 次/min，R-R 间距基本规则互差可达 0.04s。

（2）房室分离：心室异位节律点发出冲动控制心室激动，心房仍由原来的起搏点控制。形成房室分离。若心房由窦性冲动控制。则可见到窦性 P 波，窦性 P 波频率比室率缓慢，且与之无关，当窦性 P 波埋藏在室性心动过速的 QRS 波或 T 波时，难以找到，这时可借助食道导联的检查来确定诊断。

（3）心室夺获和室性融合波，在室性心动过速发作过程中，窦性冲动偶尔可下传至心室，引起心室激动称心室夺获，完全性夺获即心室激动完全由窦性冲动下传所致，故 GRS 波形态呈室上性。若部分夺获，心室激动部分由窦性冲动下传，部分由室性异位冲动引起，故 QRS 波形态介于窦性（室上性）和室性之间称室性融合波。

（4）如室性心动过速的 QRS 波形态各异应考虑为多源性室性心动过速。

（5）临床上有突然发作，突然终止的特点，每次发作 QRS 波形态相同，发作持续时间较长。

4）非阵发性室性心动过速（又名加速性心室自主节律）

非阵发性室性心动过速是由于某些疾病如心肌梗死、心肌炎等使心室自主节律加速而成（正常心室自主节律的频率不超过 40 次/min）。

（1）QRS 波宽大畸形，时限≥0.12s。

（2）心室率 55～110 次/min，由于频率接近窦性的频率，故容易发生干扰性房室分离和心室夺获。

（3）心室异位节律点周围无传入阻滞，易被增快的窦性心律所替代，完全夺获时心室由窦性冲动控制，QRS 波呈室上性（加速性心室自主节律消失）。若不完全夺获，产生室性融合波。

5．扑动与颤动

1）心房扑动

（1）窦性 P 波消失，代以大小间距规则的锯齿样的扑动波（F 波）。F 波频率 250～350 次/min。

（2）QRS 波呈室上性，当 F 波与 QRS 波重叠时，QRS 波可出现畸形。

（3）当房室传导比例为 2∶1 或 4∶1 时，R-R 间距规则，当房室传导比例不固定时，室律不规则。

（4）有部分病例在同一帧图中既有心房扑动又有心房颤动，称为不纯性心房扑动。

2）心房颤动

（1）窦性 P 波消失，代以大小间距形态不规则的颤动波（f 波），f 波频率 350～600 次/min。

（2）心室率快慢极不规则（遇有房室交界处性心律和完全性房室传导阻滞时例外）。

（3）QRS 波呈室上性，当有心室内差异传导时 QRS 波可呈现畸形。此时应与室性早搏区别。

3）心室扑动

（1）心室波明显增宽，不能分辨 QRS 波与 ST-T 波，形成连续的规则的大振幅的波动。

试述心房纤维颤动和心房扑动的心电图特征。

（2）频率 150～250 次/min。

4）心室颤动

（1）QRS-T 波消失，代以振幅形态极不规则的基线摆动。

（2）频率 150～500 次/min.

6. 传导阻滞

根据传导阻碍发生的部位不同可把传导阻滞分为窦房传导阻滞、房室传导阻滞及室内传导阻滞。根据阻滞的程度又可分为不完全性（Ⅰ°Ⅱ°、高度）和完全性（Ⅲ°）传导阻滞。

1）窦房传导阻滞

传导阻滞发生在窦房结和心房肌之间的连接组织。Ⅰ°窦房阻滞一般情况下心电图不能诊断，Ⅲ°窦房阻滞在体表心电图无法与窦性静止鉴别。Ⅱ°窦房阻滞可分为莫氏Ⅰ型（呈文氏现象）和莫氏Ⅱ型。

（1）Ⅱ°窦房阻滞呈莫氏Ⅰ型（又称文氏现象）：①P-P 间距逐渐缩短，直至脱落一次 P-QRS-T 波群，形成一个长的 P-P 间距，该长的 P-P 间距非短 P-P 间距的倍数；②脱落之前的 P-P 间距一般为该文氏周期中最短的一次 P-P 间距，在脱落一次 P-QRS-T 波群之后的 P-P 间距又逐个缩短，如此周而复始，形成文氏型的Ⅱ°窦房阻滞。

（2）Ⅱ°窦房阻滞呈莫氏Ⅱ型：窦性心律中突然出现一次或数次的 P-QRS-T 脱落，形成一个长的 P-P 间距，该长 P-P 间距为短 P-P 间距的 1 倍或数倍，在长 P-P 间距之后可出现房室交接处性逸搏。

2）房室传导阻滞

试述Ⅰ°、Ⅱ°、Ⅲ°房室传导阻滞的心电图特征。

（1）Ⅰ°房室传导阻滞：①P-R 间期延长超过 0.20s；②P-R 间期长短与心率快慢有一定关系，有时 P-R 间期虽未超过 0.20s，但已超过相应心率的 P-R 间期最高值；③与过去心电图相比，若心率相同，而 P-R 间期比原来延长 0.04s 亦应诊断为Ⅰ°房室传导阻滞。

个别的Ⅰ°房室传导阻滞病例,P-R间期延长可达0.8s甚至长达1s,这时P波可重叠于T波或S-T段中,易被忽略,而误认为房室交接处心律,故当发现QRS波之前无P波,而R-R间距又不甚规则时,应仔细分析T波和S-T段形态,有疑问时可采用蹲踞运动或注射阿托品使心率增快,P-R间期缩短,此时窦性P波就清楚可见。

(2) Ⅱ°房室传导阻滞呈莫氏Ⅰ型(又称文氏现象):P-R间期逐渐延长,R-R间距逐渐缩短,直至脱落一次QRS-T波群,形成一个长的R-R间距,该长R-R间距非短R-R间距的倍数,脱落之前的R-R间距为该文氏周期中最短的一个R-R间距(不典型的文氏现象例外)脱落一次QRS波群之后的第一个心动P-R间距缩短,以后又逐渐延长,如此周而复始形成3:2、4:3、6:5等房室传导。

(3) Ⅱ°房室传导阻滞呈莫氏Ⅱ型:①P-R间期固定(可正常亦可延长);②在数次心动后脱落一次QRS-T波群,形成3:2、4:3、5:4等房室传导。

(4) 高度房室传导阻滞是指绝大多数室上性冲动不能下传至心室,因此在一帧心电图中只能见到少数的窦性冲动下传引起心室激动,形成3:1、4:1、5:1、6:1等房室传导,并可见房室交接处性逸搏心律或室性逸搏心律。

(5) 完全性房室传导阻滞(Ⅲ°房室传导阻滞),所有室上性冲动均不能传入心室:①P-P间距相等,R-R间距相等,各有其规律;②P波频率>R波频率,P波与QRS波无关;③QRS波的形态与频率取决于阻滞的部位,若阻滞部位在束支分叉以上(心室激动起源于束支分叉之上),QRS波形态接近正常,心室率50次/min左右,若阻滞发生在束支分叉以下,亦即心室激动起源于束支分叉以下,QRS波宽大畸形,心室率缓慢40次/min以下。

Ⅲ°房室传导阻滞时,室率慢而规则,但当存在两个或两个以上心室自主节律时,或者同时有室性早搏时,心室律不规则亦即 R-R 间距不等且 QRS 波形态不同。

　　3）室内传导阻滞

　　阻滞部位位于房室束以下，即发生在左右束支，包括左束支分支及浦倾野氏纤维丛。产生典型的左、右束支阻滞和左前半支、左后半支阻滞及不定型室内传导阻滞的心电图表现。

完全性左、右束支传导阻滞的心电图特征。

　　（1）右束支传导阻滞：①V₁ 导联 QRS 波呈 rsR'图形，V₅ 导联呈 qRs 或 Rs 型，S 波粗纯，而Ⅰ、Ⅱ、avL 导联 QRS 波群与 V₅ 导联相似。②QRS 波时间≥0.12s 为完全性右束支传导阻滞，＜0.12s 为不完全性右束支传导阻滞。③继发性 S-T～T 波变化，V₁ 导联 S-T 下移，T 波倒置。

　　（2）完全性左束支传导阻滞：①V₅V₆Ⅰ导联 QRS 波为粗钝的 R 波，其前无 Q 波其后无 S 波，R 波顶端时有切凹。V₁ 导联的 QRS 波呈 QS 或 rS 型，R 波振幅极小；②QRS 波时间≥0.12s；③继发性 S-T～T 波变化，V₅V₆ 导联 S-T 段下斜型压低，T 波倒置，V₁ 导联 S-T 段上移，T 波直立。

　　（3）左前半支阻滞：①QRS 波平均心电轴左偏，位于−30°～−90°之间（一般−45°以上诊断可靠性大些）；②Ⅰ、avL 导联呈 qR 型，Ⅱ、Ⅲ、avF 呈 rS 型，Ⅲ导联 S 波＞Ⅱ导联的 S 波。QRS 波时间正常，无 S-T～T 波变化。

　　（4）左后半支阻滞：①QRS 波平均心电轴右偏＞＋120；②Ⅰ、avL 导联呈 rS 型，Ⅱ、Ⅲ、avF 呈 qR 型；③QRS 波时间正常，无 S-T～T 波变化。

　　电轴右偏是判断左后分支阻滞的重要条件，但类似图形和电轴右偏常见于右心室肥大、肺心病等，因此单靠心电图变化来肯定左后半支阻滞是较为困难的。

　　（5）不定型室内传导阻滞：传导阻滞发生在浦倾野氏纤维丛，使心室内激动传导时间延长。因此 QRS 波时间≥0.12s，而 QRS 波形态既不同于右束支阻滞，亦不同于左束支阻滞时的图形。

在作左右束支传导阻滞和不定型室内传导阻滞的诊断时,首先应肯定:a. 引起心室激动的冲动是来自于室上性如窦房结,心房或房室结;b. 传导途径是正常的。因此对室性早搏、心室自主节律、预激综合征、室性心动过速所引起的 QRS 的变化,不能视为室内传导阻滞。

7. 预激综合征

通常可分为三大类。

1) 典型的预激综合征(室上性冲动通过 Kent 束传导)

(1) P-R 间期<0.12s。

(2) QRS 波起始部顿挫模糊,形成 δ 波(delta 波)。

(3) QRS 波时间增宽 0.11～0.16s。

(4) P-j 时间正常(P-j 时间是指 P 波起始至 QRS 波的终点即 j 点之间的时间)。

(5) 伴有继发性 ST～T 波变化(部分病例可无继发性 ST～T 波改变)。

常见的典型预激综合征有 AB 两型,AB 两型除具有上述的共同心电图表现之外,A 型在胸导联 V₁～V₆ 导联 QRS 波以 R 波为主,R 波起始部有一个正向的 δ 波。B 型在 V₁V₂ 的 QRS 波主波向下而 δ 波可向上或向下,而 V₅V₆QRS 波主波向上。C 型极少见,C 型在 V₁V₂ 导联 QRS 波主波及 δ 波均向上,而 V₅V₆ 导联 QRS 波主波向下。

2) 短 P-R 正常 QRS 波综合征(室上性冲动通过 James 旁道传导)

(1) P-R 间期<0.12s。

(2) QRS 波时间正常,无 δ 波。

3) 室上性冲动通过马氏(Mahaim)纤维传导

(1) P-R 间期正常,当存在房室传导阻滞时 P-R 间期可延长。

(2) QRS 波时间增宽,起始部有 δ 波。

(3) 可伴有继发性 ST-T 变化。

第五章　超声检查

超声检查是指运用超声波的原理对人体组织的物理特征、形象结构与功能状态作出诊断的一种非创伤性检查方法。具有操作简便、可多次重复、能及时获得结论、无特殊禁忌证及对人体无害等优点。

一、超声检查法

（1）A型诊断法：幅度调制型，目前已基本淘汰。

（2）B型诊断法：辉度调制型，以不同辉度光点表示界面反射信号的强弱，即灰阶成像。高达阶的实时B超扫描仪，能清晰显示脏器外形与毗邻的关系以及软组织的内部回声、内部结构、血管分布情况，是目前临床使用最广泛的检查法。

（3）M型诊断法：在B型扫描中加入慢扫描锯齿波，以连续方式扫描，从光点移动可观察被测物在不同时相的深度及移动情况，主要用于探查心脏。

（4）D型诊断法：利用声波的多普勒效应，与B型诊断法结合，在B型图像上进行多普勒采样。临床多用于检测心脏及血管的血液流动学状态。

（5）多普勒彩色血流显像：应用多普勒原理在二维显像的基础上，实时彩色编码显示血流的方法，即在显示屏上以不同彩色显示不同的血流方向及流速，从而增强对血流的直观感。

二、操作方法

（1）超声诊断需在光线较暗的室内工作，示波屏上的回声图像才能被观察清楚。

（2）先按上稳压器，再开启仪器电源；并调节好仪

试述超声检查共有几种立法。其中哪种检查方法是目前最常用于腹部的超声检查法。

有哪几项脏器在超声检查前需作准备工作？

器的聚集、辉度及灵敏度,使回声图像线条清晰。

（3）患者一般取仰卧位,但根据病情及各脏器的位置,探测时可以采取其他位置。如用侧卧位探测腹腔积液,俯卧位在背侧探查肾脏,用坐位探查胸腔积液,立位控探测内脏下垂（肾脏、胃）,屈膝侧卧位经直肠探查前列腺等。

（4）探测时体表需涂上超声耦合剂,探头应与皮肤紧密接触,以免因空气间隙而致使超声不能入射至人体。

（5）对典型图像可以摄片记录（热敏打印机）。

三、准备工作

（1）检查胆、胰、肾上腺等时须当日清晨空腹。

（2）检查膀胱、前列腺、精囊、子宫、附件、盆腔时,须事先大量饮水（约 800ml）,待膀胱充盈良好时方可检查。

四、腹部各脏器正常声像图及超声测量参考值

（1）肝:轮廓光滑而规则,呈细线状强回声。上界位于第 6 肋间,下界不超过肋缘。左叶前后径与上下径之和不超过 15cm。肝实质回声由大小相似、辉度相近、分布均匀的细小光点组成。肝内显示的管道结构主要是门静脉及肝静脉,门静脉内径<1.4cm。

（2）脾:包膜光滑整齐,实质呈均匀一致的点状回声,回声强度略低于肝,最大径<12cm,厚度<4.5cm,以厚度测量较有意义。

（3）胆囊及胆道:胆囊厚度<0.3cm。囊内为无回声区,长度<9cm,横径<4cm,胆总管上段显示率较高,下段显示率偏低,肝内胆道一般不易显示。

（4）胰腺:以腹主动脉、下腔静脉（IVC）、肠系膜上动脉（SMA）、肠系膜上静脉（SMV）及脾静脉等胰周大血管作为识别胰腺的主要标志。胰头、体、尾测值分别

为 3cm、2cm 及 1～3cm。主胰管内内径一般<0.2cm。

（5）肾：长 10～20cm，宽 5～7cm，厚 3～4cm，外周为肾实质，呈低回声，中心部为由肾盏、肾盂、肾血管和脂肪组织构成的集合系统，为密集而明亮的光点群。

（6）膀胱：充盈时，内部为无回声区，周边膀胱壁为强回声带。

（7）前列腺：经腹探测时，前列腺左右径、前后径、上下径分别为 4cm、2cm 和 3cm，实质呈低回声。

（8）子宫附件：经腹探查时，子宫位于膀胱后方，可分前位、中位和后位，肌层回声呈均匀中等回声，宫腔为线状强回声，周围有内膜的弱回声环绕。

内膜厚度、回声强度及子宫大小均随月经周期而呈规律性变化。

正常卵巢约 3cm×2cm×1cm，常有变动，卵泡发育至 0.3cm 以上即可显示正常圆形无回声区。

五、病理声像图

（一）肝囊肿

（1）圆或椭圆形无回声区。

（2）壁薄、光滑、侧方声影。

（3）后方回声增强。

（二）肝脓肿

声像图视脓肿所处阶段不同而异。

1. 早期

常呈边界不规则的异常回声区（如光点密集区）。

2. 坏死液化期

脓肿中央亦可呈无回声区需与单纯肝囊肿区别。

（1）壁厚，可达数毫米。

（2）内侧缘不光整，呈虫蚀样。

（3）较厚炎性反应层。

（4）侧方声影不明显。

（5）内容物分层分布，可随体位而移动。

试述典型肝肾囊肿的声像图特点。

3. 吸收好转期

由于肉芽组织充填,坏死物吸收,脓肿区体积逐渐缩小,直至消失。

（三）肝硬化

根据肝的声像图尚难以确定代偿期的肝硬化,但若声像图上具有以下征象,则应提示肝硬化。

（1）用自然形态改变。

（2）肝表面凸凹不平。

（3）肝实质回声:粗糙而不均匀。

（4）肝静脉系统:变细、扭曲以至消失。

（5）门静脉高压:门静脉主干内径<1.4cm,脾静脉内径>0.8cm。

（6）侧支循环开放。

（7）脾肿大。

（8）腹腔积液。

（四）胆囊结石

（1）胆囊内一个或多个强回声光团。

试述典型胆结石的声像图特点。

（2）强回声光团后方直线型声影。

（3）该光团可随患者体积改变而沿重力方向移动。

（五）阻塞性黄疸

阻塞性黄疸超声检查的诊断准确率为 85%～96%,是目前公认的鉴别阻塞性黄疸的首选方法。鉴别肝内、外胆道是否阻塞的主要依据是确定肝内、外胆道的扩张与否。当病变压迫胆总管下段及主胰管时,可见到"四个扩张"现象,即肝内胆管、胆囊、肝外胆管及主胰管扩张,病变可包括胰头癌、十二指肠壶腹癌、胆总管下段癌和胆总管下端结石等。

试述阻塞性黄疸的超声特点,四个扩张症的定义。

（六）肾盂积水

集合系统回声分离并有饱满感。分生理性和病理性。重度积水时,肾实质明显变薄,肾窦区被巨大无回声代替。

（七）前列腺增生

以前后径增大为主,中叶可突入膀胱腔内。

（八）子宫肌瘤

子宫肌瘤是常见的良性肿瘤。

（1）子宫不同程度增大,若为多发性或浆膜下肌瘤,子宫形态不规则。

（2）肌层内可见瘤体之异常回声,内部回声多偏低。